广西壮族自治区

中药饮片炮制规范

（2022年版）

广西壮族自治区药品监督管理局 编

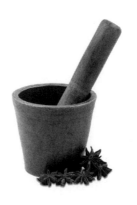

广西科学技术出版社

·南宁·

图书在版编目（CIP）数据

广西壮族自治区中药饮片炮制规范：2022年版／广西
壮族自治区药品监督管理局编. —南宁：广西科学技术
出版社，2023.12
ISBN 978-7-5551-2101-5

Ⅰ.①广…　Ⅱ.①广…　Ⅲ.①饮片—中药炮制学—规
范—广西　Ⅳ.①R283.64-65

中国国家版本馆CIP数据核字（2023）第225860号

广西壮族自治区中药饮片炮制规范　（2022年版）

广西壮族自治区药品监督管理局　编

策划组稿：罗煜涛　　　　　　　　特约审稿：张　洁
责任编辑：李　媛　　　　　　　　装帧设计：韦娇林
责任印制：韦文印　　　　　　　　责任校对：夏晓雯

出 版 人：梁　志
出版发行：广西科学技术出版社
社　　址：广西南宁市东葛路66号　　　邮政编码：530023
网　　址：http://www.gxkjs.com

印　　刷：广西民族印刷包装集团有限公司

开　　本：889 mm×1240 mm　1/16
字　　数：383千字　　　　　　　　印　　张：17.5
版　　次：2023年12月第1版
印　　次：2023年12月第1次印刷
书　　号：ISBN 978-7-5551-2101-5
定　　价：190.00元

主要参与单位

广西壮族自治区药品检验研究院

广西壮族自治区中医药研究院

桂林三金药业股份有限公司

广西仙茱中药科技有限公司

广西宝正药业有限公司

桂林毕生药业有限公司

编委会名单

前　言

　　《中华人民共和国中医药法》指出："中医药，是包括汉族和少数民族医药在内的我国各民族医药的统称，是反映中华民族对生命、健康和疾病的认识，具有悠久历史传统和独特理论及技术方法的医药学体系。"广西的中药不仅资源优势明显，还具有鲜明的民族性、传统性和地域性特点。在长期的临床实践中，广西人民积累了大量具有地方特色的中药饮片炮制方法及使用经验。2018年，为加强地方性习用药材的管理，建立健全适应中医药特点的研究评价方法及标准体系，根据《中华人民共和国药品管理法》，我局启动《广西壮族自治区中药饮片炮制规范（2022年版）》（以下简称本版规范）的编制工作，组织药检机构、药品生产企业、医疗单位和科研院所等单位，按照科学合理、规范实用、质量可控的原则，在广泛征求各界意见的基础上，开展品种遴选、编制规范起草、标准起草和标准复核、专家审评、标准公示及审定等工作。经过近四年的分工协作和反复论证，在有关单位和社会各界的支持下，全体委员、参与编写人员辛勤工作，不懈努力，顺利完成编制任务。本版规范由我局批准颁布实施，作为我区中药饮片生产、经营、使用、检验和监督管理的法定技术标准。

　　本版规范为广西壮族自治区第三版中药炮制规范，共收载184个品种，涉及饮片规格211种。本版规范按照国家药品监督管理局发布的《省级中药饮片炮制规范修订的技术指导原则》的要求，在总结我区中药饮片炮制加工经验的基础上，力求体现我区中药饮片炮制特色，保留了我区中药饮片的传统炮制方法及用药习惯，对中药饮片的炮制工艺进行研究并确定合理的炮制方法和技术参数。本版规范的特点主要体现在三个方面：一是突出地方炮制特色，对米泔水制等特色炮制方法予以保留传承；二是提升质量控制水平，注重检测方法的专属性和质控项目的合理性，质量标准得到了大幅度提高；三是结合我区实际应用情况，从《广西壮族自治区壮药质量标准》《广西壮族自治区瑶药材质量标准》收载品种中，挑选了五指毛桃、黑血藤等壮瑶药材品种收入本版规范，体现了我区民族医药特色。

　　本版规范在编制过程中，得到了区内相关部门和单位的大力支持。广西壮族自治区药品检验研究院负责标准制定的具体组织、协调、管理工作，并完成了全部制修订品种的标准复核以及部分品种的起草工作；广西壮族自治区中医药研究院及桂林三金药业股份有限公司承担了部分品种的起草工作；广西仙茱中药科技药业有限公司、广西宝正药业有限公司及桂林毕生药业有限公司完成了样品的制备，在此一并表示衷心感谢。

　　本版规范的水平虽然较《广西壮族自治区中药饮片炮制规范（2007年版）》有大幅度提

高，但是由于时间、水平和经验所限，难免存在不足之处，希望各有关单位和广大医药工作者提出宝贵意见，以便今后进一步修订完善。

本版规范收载的品种与《广西壮族自治区中药饮片炮制规范（2007年版）》相同的，按本版规范执行；本版规范未收载的品种，按《广西壮族自治区中药饮片炮制规范（2007年版）》执行。

广西壮族自治区药品监督管理局

2023 年 11 月

目　　录

凡　例

　　《广西壮族自治区中药饮片炮制规范（2022年版）》（以下简称本版规范）是广西区内中药饮片生产、流通、使用、检验、监督管理等有关单位进行中药炮制和饮片质量监督、检验的法定依据。本版规范收载的品种与《广西壮族自治区中药饮片炮制规范（2007年版）》相同的，按本版规范执行；本版规范未收载的品种，按《广西壮族自治区中药饮片炮制规范（2007年版）》执行。

　　"凡例"中的有关规定具有同样的法定约束力，为了简洁明了，其中未尽的规定均应参照《中华人民共和国药典》（以下简称《中国药典》）一部"凡例"项下的有关规定执行。除特别注明版次外，本版规范中所引用的《中国药典》及附录均为《中国药典》2020年版。

　　本版规范收载常用中药饮片184种。本版规范正文所设各项规定是针对符合药品GMP而生产的饮片，任何违反GMP或有未经批准而生产的饮片，即使检验项目符合规定，也不能认为其产品合格。

　　本版规范附录中引用或收载的指导原则，是为执行本版规范所制定的指导性规定。

　　一、本版规范由前言、目录、凡例、品名目次、正文、附录、索引七部分组成。

　　前言对本版规范的历史沿革、再版的目的与作用做了论述。

　　凡例是解释本版规范和正确使用本版规范进行质量检定的基本原则，并把与正文品种、附录及质量检定有关的共性问题加以规定，避免在全书中重复说明。

　　品名目次按中药饮片中文名称笔画顺序排列。

　　正文分列有品名、来源、炮制、性状、鉴别、检查、浸出物、含量测定、性味与归经、功能与主治、用法与用量、炮制目的、处方应付、注意、贮藏、备注和药材标准等项。正文品种按中文名称笔画顺序排列。

　　为了方便基层药学工作者使用及进一步规范检验程序，附录分成五则，分别为炮制通则、毒性中药管理品种、常用计量单位及换算、收载品种与药用部位统计、收载品种与炮制加工方法统计；索引包括中文索引（按拼音顺序排列）、拉丁学名索引。

　　二、本版规范正文所收载的项目的含义如下。

　　【品名】是指中药材正名、汉语拼音及药材拉丁名。正名原则上依据《中国药典》《广西中药材标准》《广西壮族自治区壮药质量标准》《广西壮族自治区瑶药材质量标准》的正名，上述标准未收载者则优先采用广西习用名称。

【来源】是指药材原植（动）物的科名、植（动）物名、拉丁学名、药用部位以及少部分品种所必需的产地加工等。中药饮片的来源及药用部位凡与《中国药典》不一致者，原则上优先收载《中国药典》现行有效版本的来源及药用部位；部分多来源品种则兼顾广西药用的习惯。

【炮制】是指中药通过净制、切制或炮炙等操作，制成一定规格饮片的具体方法。为突出地方特色及用药特点，以广西现行的炮制方法为主，并力求与《中国药典》及药材主产地的炮制规范一致。有些品种因本辖区传统的炮制方法与药典法不一致时，为便于实施，本版规范原则上同时予以收载，部分还参考了地道药材产地或主产地省、市炮制规范的相应内容。

本版规范将鲜品入药的品规统称"鲜××"。

【性状】是指中药饮片的形状、大小、色泽、表面特征、质地、断面（包括折断面或切断面）特征及气味等。其中对较完整入药的饮片，有的为便于鉴别，描述了完整药材的性状。对于炮炙品则重点突出了炮制加工后与原生药材的区别。

【鉴别】是指检定中药饮片真实性的方法。包括经验鉴别、显微鉴别、薄层鉴别及理化鉴别。多参照《中国药典》《广西中药材标准》《广西壮族自治区壮药质量标准》《广西壮族自治区瑶药材质量标准》规定的方法。

【检查】是指对中药饮片的纯度进行测定的方法，包括水分、总灰分、酸不溶性灰分、二氧化硫残留量、重金属及有害元素、黄曲霉毒素、挥发性盐基氮等。多参照《中国药典》《广西中药材标准》《广西壮族自治区壮药质量标准》《广西壮族自治区瑶药材质量标准》规定的方法。

【浸出物】是指用水或不同浓度的有机溶剂，采取冷浸、热浸的方法测定饮片的水溶性、醇溶性和挥发性醚浸出物。多参照《中国药典》《广西中药材标准》《广西壮族自治区壮药质量标准》《广西壮族自治区瑶药材质量标准》规定的方法。

【含量测定】是指中药饮片中某一主要有效成分或有毒成分含有量或限量范围。多参照《中国药典》《广西中药材标准》《广西壮族自治区壮药质量标准》《广西壮族自治区瑶药材质量标准》规定的方法。

【性味与归经】优先参照《中国药典》《广西中药材标准》《广西壮族自治区壮药质量标准》《广西壮族自治区瑶药材质量标准》或权威的中医药文献，由中医专家进行评审而定，必要时收载炮制饮片的性味与归经。均按中医药术语叙述。部分品种因缺少文献资料依据，没有规定归经。

【功能与主治】优先参照《中国药典》《广西中药材标准》《广西壮族自治区壮药质量标准》《广西壮族自治区瑶药材质量标准》或权威的中医药文献及中医临床用药经验，必要时收载炮制饮片的功能与主治。均按中医药术语叙述。

【用法与用量】除另有规定外，用法是指汤剂（水煎内服）。用量则通常为成人一日常用剂量。优先参照《中国药典》《广西中药材标准》《广西壮族自治区壮药质量标准》《广西壮族自治区瑶药材质量标准》或权威的中医药文献及中医临床用药经验拟订。

【炮制目的】为药材经炮制所达到的转变性能和增强或发挥疗效或消除毒性等各种目的的简述。

【处方应付】是指根据广西实际用药情况，针对中医处方所写中药饮片名称，调剂时应取生品或某种炮制品的规定，应为中医临床用药应付的一般原则。

【注意】是指中药在炮制过程中与用药安全性有关的提示，包括密切相关的因素以及必须重视的劳动保护、使用中药饮片时的配伍禁忌、毒副作用及其他必须遵循的使用、管理的有关规定等。

【贮藏】是指中药饮片在贮存保管期间，为防止变质而必须具备的条件和要求，除矿物药应置于干燥洁净处不作具体规定外，一般以下列名词术语表示：

阴凉通风处　　系指避免日光直射，凉爽空气流通处，温度不超过20℃；

密闭　　系指将容器密闭，以防止尘土及异物进入；

密封　　系指将容器密封，以防止风化、吸潮、挥发或异物污染。

【备注】凡须其他必要说明的问题，但又不宜列入上述项目的，均在本项内加以说明。本项说明仅作为与药用情况等有关的参考信息，不作为中药饮片能否代用、判定是否伪品或混淆品的依据。

【药材标准】是指起草该饮片标准时所依据的药材质量标准。

三、其他。

1. 药材产地加工规定的干燥方法如下：

（1）烘干、晒干、阴干均可的，用"干燥"；

（2）不宜用较高温度烘干的，则用"晒干"或"低温干燥（温度一般不超过60℃）"；

（3）烘干、晒干均不适宜的，用"阴干"或"晾干"；

（4）少数药材需要短时间干燥，则用"暴晒"或"及时干燥"。

2. 本版规范采用的法定计量单位：

（1）长度以米（m）、厘米（cm）、毫米（mm）、微米（μm）、纳米（nm）表示；

（2）体积以升（L）、毫升（ml）、微升（μl）表示；

（3）重量以千克（kg）、克（g）、毫克（mg）、微克（μg）表示。

3. 本版规范所规定的片、段、块、丝及粉末，其厚薄、长短、大小、宽窄、细度具体规定如下：

片　　极薄片0.5mm以下，薄片1～2mm，厚片2～4mm；

段　　短段 5 ～ 10mm，长段 10 ～ 15mm；

块　　8 ～ 12mm 的方块；

丝　　细丝 2 ～ 3mm，宽丝 5 ～ 10mm。

粉末分等如下：

最粗粉　　全部通过一号筛，但混有能通过三号筛不超过 20% 的粉末；

粗　粉　　全部通过二号筛，但混有能通过四号筛不超过 40% 的粉末；

中　粉　　全部通过四号筛，但混有能通过五号筛不超过 60% 的粉末；

细　粉　　全部通过五号筛，但含能通过六号筛不少于 95% 的粉末；

最细粉　　全部通过六号筛，并含能通过七号筛不少于 95% 的粉末；

极细粉　　全部通过八号筛，并含能通过九号筛不少于 95% 的粉末。

4. 温度以摄氏度（℃）表示。

水浴温度　　　　除另有规定外，均指 98 ～ 100℃；

热水　　　　　　系指 70 ～ 80℃；

微温或温水　　　系指 40 ～ 50℃；

室温（常温）　　系指 10 ～ 30℃；

冷水　　　　　　系指 2 ～ 10℃；

冰浴　　　　　　系指约 0℃；

放冷　　　　　　系指放冷至室温。

5. 符号"%"表示百分比，系指重量的比例；但溶液的百分比，除另有规定外，系指溶液 100ml 中含有溶质若干克；乙醇的百分比，系指在 20℃时容量的比例。此外，根据需要可采用下列符号：

%（g/g）　　　表示溶液 100g 中含有溶质若干克；

%（ml/ml）　　表示溶液 100ml 中含有溶质若干毫升；

%（ml/g）　　　表示溶液 100g 中含有溶质若干毫升；

%（g/ml）　　　表示溶液 100ml 中含有溶质若干克。

6. 溶液后标示的"（1 → 10）"等符号，系指固体溶质 1.0g 或液体 1.0ml 加溶剂使成 10ml 的溶液；未指明何种溶剂时，均系指水溶液；两种或两种以上液体的混合物，名称间用半字线"－"隔开，其后括号内所示的"："符号，系指各液体混合时的体积（重量）比例。

7. 乙醇未指明浓度时，均系指 95%（ml/ml）的乙醇。

8. 计算分子量以及换算因子等使用的原子量均按最新国际原子量表推荐的原子量。

四、本版规范所用药筛，选用国家标准的 R40/3 系列，分等如下：

筛号	筛孔内径（平均值）	目号
一号筛	2000μm ± 70μm	10 目
二号筛	850μm ± 29μm	24 目
三号筛	355μm ± 13μm	50 目
四号筛	250μm ± 9.9μm	65 目
五号筛	180μm ± 7.6μm	80 目
六号筛	150μm ± 6.6μm	100 目
七号筛	125μm ± 5.8μm	120 目
八号筛	90μm ± 4.6μm	150 目
九号筛	75μm ± 4.1μm	200 目

五、直接接触中药饮片的包装材料和容器应符合国务院药品监督管理部门的有关规定，均应无毒、洁净，与内容药品应不发生化学反应，并不得影响内容饮片的质量。药品标签应符合《中华人民共和国药品管理法》及国务院药品监督管理部门对包装标签的规定，不同包装标签其内容应根据上述规定印制，并尽可能多地包含药品信息。麻醉药品、精神药品、医疗用毒性药品、放射性药品、外用药品与非处方药品的说明书和包装标签，必须印有规定的标识。

六、本版规范所用的原药材和辅料，均应符合《中国药典》2020 年版的有关规定。

七、除另有规定外，广西壮族自治区辖区内的饮片炮制方法，原则上按本版规范执行。

八、本版规范未尽的标准技术方面的事宜，原则上参照《中国药典》2020 年版有关规定执行，本版规范的解释权归广西壮族自治区药品监督管理局。

品 名 目 次

丁香茄子

Dingxiangqiezi

IPOMOEAE TURBINATAE SEMEN

【来源】本品为旋花科植物丁香茄 *Ipomoea turbinata* Lag. 的干燥成熟种子。

【炮制】除去杂质，净制。

【性状】本品呈球状或扁球状卵形，具钝三棱，长 5～9mm，宽 4～8mm。表面棕黄色或淡黄色，偶见棕褐色，光滑，背面稍弓形隆起，中央有明显纵纹，腹面有一钝棱线，棱线一端具有圆形白色的凹陷种脐。质坚硬，难破碎。横切面淡黄色，有两片皱缩折叠的淡黄色子叶。气微，味苦。

【鉴别】（1）粉末黄白色或黄绿色。导管主要为螺纹导管，直径 6～10μm。栅状细胞排列紧密，有光辉带。分泌腔直径 38～76μm。草酸钙簇晶存在于薄壁细胞或散在，直径 5～34μm。

（2）取本品粉末 0.5g，加甲醇 15ml，加热回流 30 分钟，滤过，滤液蒸干，残渣加甲醇 1ml 使溶解，作为供试品溶液。另取丁香茄子对照药材 0.5g，同法制成对照药材溶液。再取华佗豆碱乙对照品，加甲醇制成每 1ml 含 0.5mg 的溶液，作为对照品溶液。照薄层色谱法（《中国药典》2020 年版通则 0502）试验，吸取上述三种溶液各 5～10μl，分别点于同一高效硅胶 G 薄层板上，以丙酮 – 三氯甲烷 – 甲醇 – 冰醋酸（5：2.5：7.5：0.1）为展开剂，展开，取出，晾干，喷以改良碘化铋钾试液。供试品色谱中，在与对照药材和对照品色谱相应的位置上，显相同颜色的斑点。

【检查】水分　不得过 12.0%（《中国药典》2020 年版通则 0832 第二法）。

总灰分　不得过 9.0%（《中国药典》2020 年版通则 2302）。

酸不溶性灰分　不得过 0.5%（《中国药典》2020 年版通则 2302）。

【浸出物】照醇溶性浸出物测定法（《中国药典》2020 年版通则 2201）项下的热浸法测定，用乙醇作为溶剂，不得少于 28.0%。

【含量测定】照高效液相色谱法（《中国药典》2020 年版通则 0512）测定。

色谱条件与系统适应性试验　以十八烷基硅烷键合硅胶为填充剂；以甲醇 – 水（含 0.025mol/L 磷酸氢二钠、0.029mol/L 三乙胺，用 10% 磷酸调 pH 值至 7.0）（35：65）为流动相；检测波长为 210nm。理论板数按华佗豆碱乙峰计算应不低于 3000。

对照品溶液的制备　取华佗豆碱乙对照品适量，精密称定，加甲醇制成每 1ml 含华佗豆碱乙 0.1mg 的溶液，即得。

供试品溶液的制备　取本品粉末（过四号筛）约 0.2g，精密称定，精密加入甲醇 20ml，称定重量，加热回流 1 小时，放冷，再称定重量，用甲醇补足减失的重量，滤过，取续滤液，即得。

测定法　分别精密吸取对照品溶液与供试品溶液各 10μl，注入液相色谱仪，测定，即得。

本品按干燥品计算，含华佗豆碱乙（$C_{21}H_{29}O_6N$）不得少于 0.50%。

【**性味与归经**】苦，寒；有毒。归脾、大肠经。

【**功能与主治**】活血散瘀，泻下通便，解蛇毒。用于水肿胀满，二便不通，跌打损伤，毒蛇咬伤。

【**用法与用量**】3～6g。外用适量。

【**注意**】孕妇忌服。

【**贮藏**】置干燥处，防蛀。

【**药材标准**】《广西中药材标准（第二册）》《广西壮族自治区瑶药材质量标准（第一卷）》《广西壮族自治区壮药质量标准（第三卷）》。

入地金牛

Rudijinniu

ZANTHOXYLI NITIDI RADIX ET CAULIS

【来源】本品为芸香科植物毛叶两面针 *Zanthoxylum nitidum*（Roxb.）DC. var. *tomentosum* Huang 的干燥根和茎。

【炮制】除去杂质，洗润，切段，干燥。

【性状】本品根呈圆柱形，多弯曲，直径 0.2 ～ 2.0cm；表面棕黄色，有黄褐色类圆形皮孔样斑痕；切面较光滑，皮部淡棕色，木部淡黄色；质坚硬，气微香，味辛辣麻舌而苦。茎呈圆柱形，直径 0.3 ～ 1.5cm；外皮灰棕色或棕褐色，具纵向条纹及点状皮孔样斑痕；质硬，不易折断，断面皮部浅棕色或棕褐色，木部淡黄色，有放射状纹理，髓部明显；气微，味辛辣。

【鉴别】（1）粉末为棕黄色。纤维较多，木纤维淡黄色，数个成束或单个分离，壁较薄，胞腔较大，先端圆钝或斜截，具斜"一"字纹孔，直径 15 ～ 30μm；韧皮纤维壁较厚，外壁有不规则凸起，直径 18 ～ 35μm。具缘纹孔导管或网纹导管，淡黄色，直径 28 ～ 89μm。草酸钙方晶散在或存在于薄壁细胞中，直径 12 ～ 33μm。淀粉粒圆形、半圆形或马蹄形，直径 5 ～ 11μm。

（2）取本品粉末 1g，加乙醇 40ml，超声处理 1 小时，滤过，滤液蒸干，残渣加乙醇 1ml 使溶解，作为供试品溶液。另取入地金牛对照药材 1g，同法制成对照药材溶液。取氯化两面针碱对照品，加乙醇制成每 1ml 含 1mg 的溶液，作为对照品溶液。照薄层色谱法（《中国药典》2020 年版通则 0502）试验，吸取上述三种溶液各 5 ～ 10μl，分别点于同一硅胶 G 薄层板上，以三氯甲烷 – 甲醇 – 浓氨试液（30：1：0.2）为展开剂，展开，取出，晾干，置紫外光灯（365nm）下检视。供试品色谱中，在与对照药材色谱和对照品色谱相应的位置上，显相同颜色的荧光斑点。

【检查】水分　不得过 13.0%（《中国药典》2020 年版通则 0832 第二法）。

总灰分　不得过 4.0%（《中国药典》2020 年版通则 2302）。

【浸出物】照醇溶性浸出物测定法（《中国药典》2020 年版通则 2201）项下的热浸法测定，用 70% 乙醇作溶剂，不得少于 6.0%。

【含量测定】照高效液相色谱法（《中国药典》2020 年版通则 0512）测定。

色谱条件与系统适用性试验　以十八烷基硅烷键合硅胶为填充剂；以乙腈 – 水 – 三乙胺 – 磷酸（25：75：1：1）为流动相；检测波长为 271nm。理论板数按氯化两面针碱峰计算应不低于 2000。

对照品溶液的制备　取氯化两面针碱对照品适量，精密称定，加甲醇制成每 1ml 含

20μg 的溶液，即得。

供试品溶液的制备　取本品粉末（过二号筛）约 1g，精密称定，置平底烧瓶中，加甲醇 20ml，加热回流 30 分钟，放冷，滤过，滤液置 50ml 量瓶中，滤渣和滤纸再加甲醇 20ml，同法回流 30 分钟，放冷，滤过，滤液置同一量瓶中，加适量甲醇洗涤 2 次，洗液并入同一量瓶中，加甲醇至刻度，摇匀，滤过，取续滤液，即得。

测定法　分别精密吸取对照品溶液与供试品溶液各 10μl，注入液相色谱仪，测定，即得。

本品按干燥品计算，含氯化两面针碱（$C_{21}H_{18}NO_4 \cdot Cl$）不少于 0.020%。

【**性味与归经**】苦、辛，微温；有小毒。归肝、心经。

【**功能与主治**】行气止痛，活血化瘀，祛风通络。用于跌打损伤，风湿痹痛，胃痛，牙痛，毒蛇咬伤；外治烧烫伤。

【**用法与用量**】4.5 ～ 9g；研末，1.5 ～ 3g。外用适量。

【**贮藏**】置通风干燥处。

【**药材标准**】《广西壮族自治区瑶药材质量标准（第一卷）》。

九龙川

Jiulongchuan

CROTONIS TIGLII CAULIS ET RADIX

【来源】本品为大戟科植物巴豆 *Croton tiglium* L. 的干燥茎和根。

【炮制】除去杂质，净制，干燥。

【性状】本品为斜切片，略弯卷，大小不一。皮层菲薄，易脱落，有的可见微突起黄白色圆点状皮孔，暗棕色或暗褐色。木部类白色或淡棕黄色，有的中央具直径 2 ～ 4mm 的髓。质硬，易层层剥离。气微，味辛而有持久麻辣感。

【性味与归经】辛，温；有毒。归三焦、大肠经。

【功能与主治】祛风消肿，杀虫解毒。用于痈疽，疔疮，跌打损伤，蛇伤，风湿痹痛，胃痛。

【用法与用量】3 ～ 6g。外用适量。

【注意】体弱者及孕妇忌服。

【贮藏】置干燥处。

【药材标准】《广西中药材标准（1990 年版）》《广西壮族自治区壮药质量标准（第三卷）》。

九龙藤

Jiulongteng

BAUHINIAE CAULIS

【来源】本品为豆科植物龙须藤 *Bauhinia championii*（Benth.）Benth. 的干燥藤茎。

【炮制】除去杂质，净制，干燥；或洗润，切片，干燥。

【性状】本品为不规则厚片，大小不一，厚 2～4mm。外皮褐色或灰褐色，栓皮脱落处显暗棕褐色，有纵皱和疣状或点状突起。质坚硬。切面皮部棕褐或灰褐色，厚 2～4mm，木部宽广，有不规则花纹（异形维管束）和多数小孔。气微，味微涩。

【鉴别】取本品粗粉 2g，加三氯甲烷 – 甲醇（8∶2）20ml 振摇 20 分钟，滤过，滤液蒸干，残渣加甲醇 1ml 使溶解，作为供试品溶液。取九龙藤对照药材，同法制成对照药材溶液。照薄层色谱法（《中国药典》2020 年版通则 0502）试验，吸取上述两种溶液各 5～10μl，分别点于同一硅胶 G 薄层板上，以甲苯 – 乙酸乙酯 – 甲酸（5∶4∶1）为展开剂，展开，取出，晾干，喷以 10% 磷钼酸溶液，在 105℃ 下烘约 10 分钟。供试品色谱中，在与对照药材色谱相应的位置上，显相同颜色的斑点。

【性味与归经】苦、涩，平。归肝、脾、胃经。

【功能与主治】祛风除湿，活血止痛，健脾理气。用于风湿关节炎，腰腿痛，跌打损伤，胃痛，痢疾，月经不调，胃及十二指肠溃疡，老人病后虚弱，小儿疳积。

【用法与用量】15～30g。外用适量。

【贮藏】置通风干燥处。

【药材标准】《广西中药材标准（第二册）》《广西壮族自治区壮药质量标准（第一卷）》《广西壮族自治区瑶药材质量标准（第一卷）》。

九层风

Jiucengfeng

CLADOSTACHYCIS CAULIS

【来源】本品为苋科植物浆果苋 *Cladostachys frutescens* D. Don 的干燥茎枝。

【炮制】除去杂质，净制，干燥；或洗润，切片，干燥。

【性状】本品呈椭圆形、不规则的块片。表皮淡黄色或微黑色，有不规则的纵纹和突起的皮孔，表皮脱落处显灰黑色。切面淡黄白色或淡灰白色，维管束排列成数轮或十数轮同心环。髓部类白色或呈灰黑色中空。气微，味淡、微涩。

【性味与归经】淡，平。归肝、脾经。

【功能与主治】祛风利湿，通经活络。用于风湿性关节炎，肠炎腹泻，痢疾。

【用法与用量】9 ～ 15g。

【贮藏】置通风干燥处。

【药材标准】《广西中药材标准（1990 年版）》《广西壮族自治区壮药质量标准（第一卷）》《广西壮族自治区瑶药材质量标准（第二卷）》。

九层塔

Jiucengta

OCIMI BASILICI HERBA

【来源】本品为唇形科植物罗勒 *Ocimum basilicum* L. 的干燥全草。

【炮制】除去杂质，净制，切段，干燥。

【性状】本品呈段状。茎方柱形，直径0.5～2cm，表面紫色或紫黄色，有柔毛，质坚实而硬，折断面纤维性，中央有白色疏松的髓。残留的叶焦黄色，多破碎不全，皱缩卷曲，质脆而易脱落。果穗轮伞状，苞片棕色，卵形，具明显的纵脉。花冠已凋谢。宿萼棕褐色或黄棕色，倒挂成钟状，膜质，5裂，内藏棕褐色小坚果。搓揉时有浓烈香气，味辛香，有清凉感。

【性味】辛，温。

【功能与主治】疏风解表，化湿消食，消肿止痛。用于外感风寒，胸闷不舒，胃肠胀气，消化不良，风湿，痉挛，闭经，跌打损伤，蛇伤，湿疹，皮炎。

【用法与用量】3～9g。外用适量，捣烂敷患处，或煎汤洗患处。

【注意】气虚血燥者慎用。

【贮藏】置阴凉干燥处。

【药材标准】《广西中药材标准（1990年版）》。

三叶青藤

Sanyeqingteng

ILLIGERAE RHODANTHAE HERBA

【来源】本品为莲叶桐科植物红花青藤 *Illigera rhodantha* Hance 的干燥地上部分。

【炮制】除去杂质，净制，干燥；或洗润，切段，干燥。

【性状】本品呈不规则的段状。茎有纵纹，灰棕色至棕褐色，直径 1～5mm。叶多破碎，皱缩，完整者展平后呈倒卵形至长圆形，基部偏斜心形，淡棕色或灰黄色。茎叶揉之有香气，味涩。

【性味与归经】微甘、辛、涩，温。归肝、脾经。

【功能与主治】祛风散瘀，消肿止痛。用于风湿性关节炎，跌打肿痛，小儿麻痹后遗症。

【用法与用量】9～15g，水煎冲酒服，或浸酒内服，并用药酒外擦患处。

【贮藏】置通风干燥处。

【药材标准】《广西中药材标准（1990 年版）》《广西壮族自治区壮药质量标准（第一卷）》。

三叶香茶菜

Sanyexiangchacai

ISODONIS TERNIFOLII HERBA

【来源】本品为唇形科植牛尾草 *Isodon ternifolia*（D. Don）Kudo 的干燥全草。

【炮制】除去杂质，净制，切段，干燥。

【性状】本品呈段状。根粗壮，表面黑褐色。茎、枝类圆柱形，具6条纵棱，直径4～8mm，表面灰黄或棕黄色，密被长柔毛，节间明显。质硬，易折断。皮部薄，木部黄白色，中央有白色的髓。叶灰棕色或棕黄色，皱缩，易碎。气微，味苦。

【鉴别】（1）取本品粉末1g，加水10ml，振摇10分钟，滤过，取滤液1ml，加5%α-萘酚乙醇溶液2～3滴，摇匀，沿试管壁缓缓加入硫酸0.5ml，在两液交界处即显紫红色环。

（2）取本品粉末1g，加乙醚20ml，振摇20分钟，滤过，滤液蒸干，残渣加乙醚1ml使溶解，作为供试品溶液。另取三叶香茶菜对照药材1g，同法制成对照药材溶液。照薄层色谱法（《中国药典》2020年版通则0502）试验，吸取上述两种溶液各5～10μl，分别点于同一硅胶G薄层板上，以三氯甲烷－甲醇（95：5）为展开剂，展开，取出，晾干，喷以5%磷钼酸乙醇溶液，在105℃加热至斑点显色清晰。供试品色谱中，在与对照药材色谱相应的位置上，显相同颜色的斑点。

【性味与归经】苦、微辛，凉。归肝、胆、大肠经。

【功能与主治】清热解毒，利湿。用于感冒，咳嗽，牙痛，咽喉炎，急性肾炎，膀胱炎，风湿肿痛，刀伤出血。

【用法与用量】15～30g。外用适量。

【贮藏】置通风干燥处。

【药材标准】《广西中药材标准（第二册）》《广西壮族自治区壮药质量标准（第一卷）》《广西壮族自治区瑶药材质量标准（第一卷）》。

土太片

Tutaipian

HETEROSMILACIS RHIZOMA

【来源】本品为菝葜科植物合丝肖菝葜 *Heterosmilax gaudichaudiana*（Kunth）Maxim. 或短柱肖菝葜 *Heterosmilax yunnanensis* Gagnep. 的干燥根状茎。

【炮制】除去杂质，净制，干燥。

【性状】本品为不规则薄片，厚 1～5mm。周边外浅褐色至褐色，有或无菱角状刺，凸凹弯曲，大小宽窄不一。切面类白色或浅黄白色，有小亮星点而无粉红色小点，细腻平坦，粉性。质轻韧至坚脆，有弹性，可折断，折断时有或无粉尘飞扬。气无，味淡。

【检查】二氧化硫残留量　照二氧化硫残留量测定法（《中国药典》2020 年版通则 2331）测定，不得过 400mg/kg。

【性味与归经】微甘，平。归肝、肺经。

【功能与主治】清热利湿。用于风湿痹痛，淋证。

【用法与用量】15～30g。

【贮藏】置通风干燥处。

【药材标准】《广西中药材标准（1990 年版）》《广西壮族自治区壮药质量标准（第二卷）》。

土细辛

Tuxixin

CHLORANTHI FORTUNEI HERBA

【来源】本品为金粟兰科植物丝穗金粟兰 *Chloranthus fortunei*（A. Gray）Solms–Laub. 的干燥全株。

【炮制】除去杂质，切段，干燥。

【性状】本品根茎呈结节状，直径 2 ～ 4mm，上面着生多数须根。须根呈圆柱形，略弯曲，表面灰黄褐色，直径 1 ～ 2mm。茎段呈扁圆柱形，表面黄绿色或黄褐色，具纵棱，断面中空。叶卷曲破碎，腹面暗绿色，背面淡绿色，质脆。气微香，味苦、辛。

【鉴别】（1）本品粉末灰棕色。淀粉粒类圆形或不规则形状，单粒或复粒，单粒直径 4 ～ 8μm。导管以螺纹导管和梯纹导管为主，直径 26 ～ 33μm。纤维单个散在或多个成束，直径 16 ～ 28μm。薄壁细胞有的含油滴。

（2）取本品粉末 2g，加乙酸乙酯 20ml，超声处理 30 分钟，滤过，取滤液，残渣再加乙酸乙酯 20ml，重复处理 1 次，滤液合并蒸干，残渣加甲醇 1ml 使溶解，作为供试品溶液。另取土细辛对照药材 2g，同法制成对照药材溶液。照薄层色谱法（《中国药典》2020 年版通则 0502）试验，吸取上述两种溶液 2 ～ 5μl，分别点于同一硅胶 G 薄层板上，以正己烷 – 乙酸乙酯 – 甲酸（6 : 1 : 0.2）为展开剂，展开，取出，晾干，喷以 5% 磷钼酸乙醇溶液，在 105℃加热至斑点显色清晰。供试品色谱中，在与对照药材色谱相应的位置上，显相同颜色的斑点。

【检查】水分　不得过 13.0%（《中国药典》2020 年版通则 0832 第二法）。

总灰分　不得过 18.0%（《中国药典》2020 年版通则 2302）。

酸不溶性灰分　不得过 8.0%（《中国药典》2020 年版通则 2302）。

【浸出物】照水溶性浸出物测定法（《中国药典》2020 年版通则 2201）项下的冷浸法测定，不得少于 10.0%。

【性味与归经】辛、苦，温；有小毒。归肺、肝经。

【功能与主治】祛风散寒，解毒消肿。用于风湿性关节炎，慢性肠胃炎，痢疾，风寒咳嗽，跌打肿痛，疮疖肿痛。

【用法与用量】0.5 ～ 3g。外用 10 ～ 30g。

【注意】有心脏病、吐血史者及孕妇忌服。

【贮藏】置通风干燥处。

【药材标准】《广西壮族自治区瑶药材质量标准（第一卷）》。

大风艾

Dafeng'ai

BLUMEAE BALSAMIFERAE HERBA

【来源】本品为菊科植物艾纳香 *Blumea balsamifera*（L.）DC. 的干燥地上部分。

【炮制】净制，切段，干燥。

【性状】本品为长短不一的段。茎呈圆柱形，大小不等，表面灰褐色或棕褐色，有纵条棱，节间明显，分枝，密生黄褐色柔毛，木质部松软，黄白色，中央有白色的髓。叶略皱缩或破碎，边缘具细锯齿；上表面灰绿色或黄绿色，略粗糙，被短毛；下表面密被白色长茸毛，嫩叶两面均密被银白色茸毛，叶脉带黄色，下表面突起较明显。叶柄短，呈半圆形，两侧有 2～4 对狭线形的小裂片，密被短毛。叶质脆，易碎。气清凉，香，味辛。

【性味与归经】辛、苦，温。归心、脾、肺经。

【功能与主治】温中活血，调经，祛风除湿，杀虫。用于外感风寒，泻痢，腹痛肠鸣，肿胀，月经不调，痛经，筋骨疼痛，跌打损伤，湿疹，皮炎，癣疮。

【用法与用量】10～20g。外用适量。

【贮藏】置阴凉干燥处。

【药材标准】《广西中药材标准（1990 年版）》《广西壮族自治区壮药质量标准（第三卷）》。

大叶桉叶

Daye'anye

EUCALYPTI FOLIUM

【**来源**】本品为桃金娘科植物大叶桉 *Eucalyptus robusta* Smith 的干燥叶。

【**炮制**】除去杂质，净制，切丝或切碎。

【**性状**】本品呈丝状或不规则碎片。完整者展平后呈卵状披针形，革质，上表面绿色，下表面黄绿色，先端渐尖，基部浑圆，有的稍不对称，全缘，两面光滑，对光照视，可见透明腺点。揉之有香气，味苦、辛、涩。

【**鉴别**】（1）本品主脉横切面：表皮为1列细胞，外壁角质增厚。上下表皮内侧均有2～3列栅状细胞。海绵组织排列稍紧密。主脉维管束类肾形，中柱鞘部位散在单个或2～3个纤维断续排列成环状，韧皮部窄，木质部较发达，导管多个纵向排列。大型的分泌腔分布于叶肉组织中。薄壁细胞中具草酸钙簇晶。

（2）取本品粉末1g，加三氯甲烷20ml，振摇30分钟，滤过，滤液挥干，加三氯甲烷1ml使溶解，作为供试品溶液。另取大叶桉叶对照药材1g，同法制成对照药材溶液。照薄层色谱法（《中国药典》2020年版通则0502）试验，吸取上述两种溶液各5～10μl，分别点于同一硅胶G薄层板上，以石油醚（60～90℃）–乙酸乙酯（85∶25）为展开剂，展开，取出，晾干，喷以2%香草醛硫酸溶液，在100℃加热至斑点显色清晰。供试品色谱中，在与对照药材色谱相应的位置上，显相同颜色的斑点。

【**性味与归经**】苦、辛，平。归肺经。

【**功能与主治**】清热燥湿，抑菌消炎。用于上呼吸道感染，咽喉炎，流行性感冒及流行性脑膜炎，蜂窝组织炎，疔疮疖肿，湿疹，丹毒，皮肤瘙痒。

【**用法与用量**】15～25g。外用适量。

【**贮藏**】置阴凉干燥处。

【**药材标准**】《广西中药材标准（第二册）》。

大驳骨

Dabogu

GENDARUSSAE VENTRICOSAE HERBA

【来源】本品为爵床科植物黑叶小驳骨 *Gendarussa ventricosa*（Wall. ex Sims.）Nees 的干燥地上部分。

【炮制】除去杂质，干燥；或洗润，切段，干燥。

【性状】本品为不规则的段状。嫩茎略呈方形，老茎呈圆柱形，直径 0.3 ～ 4cm，老茎表面灰黄色至灰褐色，嫩茎绿色，常有粉尘状细密斑点及点状突起的皮孔，节稍膨大。质硬，断面皮部薄，木部类白色或淡黄色，髓部松软。叶多破碎，革质，黄绿色、墨绿色或灰褐色，全缘。气微，味淡，稍有豆腥味。

【鉴别】（1）本品粉末灰绿色。纤维单个散在或成束，壁厚，胞腔线形，直径 15 ～ 30μm。导管主要为螺纹导管和具缘纹孔导管，直径 22 ～ 32μm。非腺毛为单细胞，直径 13 ～ 28μm，长 80 ～ 230μm。腺毛直径 20 ～ 35μm，柄部单细胞，头部由 2 细胞组成。腺鳞直径 16 ～ 25μm，腺柄单细胞，头部由 4 细胞组成。石细胞多见，类方形或方圆形，孔沟明显，直径 39 ～ 62μm。叶表皮细胞垂周壁微弯曲，气孔直轴式，副卫细胞 4 ～ 6 个。钟乳体灰白色，外表面有小突起，直径 22 ～ 28μm。木栓细胞多角形。

（2）取本品粉末 1g，加甲醇 20ml，加热回流 30 分钟，滤过，滤液蒸干，残渣加甲醇 1ml 使溶解，作为供试品溶液。另取大驳骨对照药材 1g，同法制成对照药材溶液。照薄层色谱法（《中国药典》2020 年版通则 0502）试验，吸取上述两种溶液各 3μl，分别点于同一硅胶 G 薄层板上，以乙酸乙酯 - ［正丁醇 - 冰醋酸 - 水（4：1：5）的上层液］（1：1）为展开剂，展开，取出，晾干，喷以 5% 磷钼酸试液，在 105℃加热至斑点显色清晰。供试品色谱中，在与对照药材色谱相应的位置上，显相同颜色的斑点。

【检查】水分　不得过 15.0%（《中国药典》2020 年版通则 0832 第二法）。

总灰分　不得过 16.0%（《中国药典》2020 年版通则 2302）。

酸不溶性灰分　不得过 1.5%（《中国药典》2020 年版通则 2302）。

【浸出物】照醇溶性浸出物测定法（《中国药典》2020 年版通则 2201）项下的热浸法测定，用乙醇作溶剂，不得少于 8.0%。

【性味与归经】微酸、微辛，平。归肝、肾、胃经。

【功能与主治】续筋接骨，祛风除湿。用于跌打损伤，骨折，风湿骨痛，肋间神经痛。

【用法与用量】9 ～ 15g。外用适量。

【**注意**】孕妇忌服。

【**贮藏**】置干燥处。

【**药材标准**】《广西壮族自治区瑶药材质量标准（第一卷）》。

大金不换

Dajinbuhuan

POLYGALAE CHINENSIS HERBA

【来源】本品为远志科植物华南远志 *Polygala chinensis* Linn. 的干燥全草。

【炮制】除去杂质，净制，切段，干燥。

【性状】本品呈不规则段状。根偶见。茎被柔毛，外表黄绿色。叶片多破碎、皱缩，完整者展平后呈椭圆形、长圆状披针形或卵圆形，长1～6cm，宽2～20mm，灰绿色或黄褐色，叶端常有一小突尖，叶柄短，有柔毛。有时可见蒴果，长约4mm，顶端内凹，边缘有缘毛，萼片宿存。种子基部有3短裂的种阜。气微，味淡。

【鉴别】（1）粉末灰绿色。纤维较多，成束或分离，壁光滑平直，直径15～26μm。叶上表皮细胞垂周壁较平直，具角质纹理；叶下表皮细胞垂周壁波状弯曲，气孔为不定式。非腺毛单细胞，直径约20μm，长90～110μm。螺纹导管直径16～48μm。草酸钙簇晶直径18～31μm。

（2）取本品粉末3g，加乙醇50ml，加热回流1小时，滤过，滤液蒸干，残渣加水20ml，超声处理15分钟使溶解，用乙醚振摇提取2次，每次20ml，合并乙醚液，挥干，残渣加甲醇1ml使溶解，作为供试品溶液。取大金不换对照药材3g，同法制成对照药材溶液。照薄层色谱法（《中国药典》2020年版通则0502）试验，吸取上述两种溶液各1μl，分别点于同一硅胶G薄层板上，以二氯甲烷－甲酸乙酯（9∶1）为展开剂，展开，取出，晾干，置紫外光灯（365nm）下检视。供试品色谱中，在与对照药材色谱相应的位置上，显相同颜色的荧光斑点；喷以5%香草醛硫酸溶液，在105℃加热至斑点显色清晰。供试品色谱中，在与对照药材色谱相应的位置上，显相同颜色的斑点。

【检查】水分　不得过12.0%（《中国药典》2020年版通则0832第二法）。

总灰分　不得过5.0%（《中国药典》2020年版通则2302）。

【浸出物】照水溶性浸出物测定法（《中国药典》2020年版通则2201）项下的热浸法测定，不得少于9.0%。

【性味与归经】辛、甘，平。归肺、脾经。

【功能与主治】祛痰，消积，散瘀，解毒。用于咳嗽咽痛，小儿疳积，跌打损伤，瘰疬，痈肿，毒蛇咬伤。

【用法与用量】15～30g。

【贮藏】置干燥处。

【药材标准】《广西中药材标准（1990年版）》《广西壮族自治区壮药质量标准（第二卷）》《广西壮族自治区瑶药材质量标准（第一卷）》。

大浮萍

Dafuping

PISTIAES HERBA

【来源】本品为天南星科植物大藻 *Pistia stratiotes* L. 的干燥全草。

【炮制】除去杂质，净制，干燥；或切段，干燥。

【性状】本品多皱缩，全体呈团状或切碎的段状。叶簇生，叶片展开后呈倒卵状楔形，长 1.5 ～ 5cm，宽 1 ～ 3.5cm，顶端钝圆而呈微波状，淡黄色至淡绿色，两面均有细密的白色短茸毛，基部被有长而密的棕色茸毛。须根残存。质松软，易碎。气微，味咸。

【性味与归经】辛，寒。归心、肺经。

【功能与主治】凉血，活血，疏风解表，祛湿止痒。用于丹毒，水臌，跌打损伤，无名肿毒，感冒发热，皮肤湿疹。

【用法与用量】9 ～ 15g。外用适量，捣烂敷患处，或煎水熏洗患处。

【注意】孕妇及非实热实邪者禁用。

【贮藏】置干燥处，防蛀。

【药材标准】《广西中药材标准（1990 年版）》《广西壮族自治区壮药质量标准（第二卷）》。

小叶金花草

XiaoyeJinhuacao

ONYCHII HERBA

【来源】本品为中国蕨科植物野鸡尾 *Onychium japonicum*（Thunb.）Kze. 的干燥全草。

【炮制】除去杂质，净制，切段，干燥。

【性状】本品呈切碎的段状。根状茎扁圆形，棕黑色，有多数深棕色披针形鳞片。须根弯曲细长，密生棕褐色柔毛。叶柄直径 $1 \sim 2mm$，略呈方柱形，具纵沟，表面浅棕黄色，质硬，易折断。叶草质，棕褐色或淡黄绿色，多皱缩，裂片条形、披针形，宽 $1 \sim 2mm$，先端短尖，有的下面生有线形的孢子囊群；囊群盖膜质，全缘，浅棕色；孢子成熟后囊群盖裂开，可见多数近球形的棕黄色孢子囊。无臭，味苦。

【鉴别】（1）本品孢子叶粉末特征：孢子囊卵形，长 $300 \sim 350 \mu m$，具 1 条脊状隆凸，环绕孢子囊约 2/3 长，具 $15 \sim 17$ 个格凸，囊壁呈网状膜，其中有多数孢子；孢子为钝三角状圆形，直径为 $38 \sim 49 \mu m$，表面具块状凸起，裂缝边缘不明显。

（2）取本品粉末 1g，加 50% 甲醇 10ml，超声处理 30 分钟，滤过，滤液作为供试品溶液。另取小叶金花草对照药材 1g，同法制成对照药材溶液。再取菊苣酸对照品，加甲醇制成每 1ml 含 0.5mg 的溶液，作为对照品溶液。照薄层色谱法（《中国药典》2020 年版通则 0502）试验，吸取上述三种溶液各 $5 \sim 10 \mu l$，分别点于同一硅胶 G 薄层板上，以甲苯 – 乙酸乙酯 – 甲酸（5：25：2）为展开剂，展开，取出，晾干，喷以 1% 铁氰化钾 –1% 三氯化铁（1：1）（临用新配）。供试品色谱中，在与对照药材色谱和对照品色谱相应的位置上，显相同颜色的斑点。

【性味与归经】苦，寒。归心、肝、肺、胃经。

【功能与主治】清热解毒，利湿，止血。用于风热感冒，肺热咳嗽，急性胃肠炎，痢疾，黄疸，吐血，便血，尿血，农药中毒，砷中毒，木薯中毒，野山薯中毒，烧伤，烫伤，外伤出血。

【用法与用量】$15 \sim 30g$。外用适量，研末敷患处。

【注意】虚寒证忌用。用于治烧烫伤时忌食猪油。

【贮藏】置干燥处。

【药材标准】《广西中药材标准（第二册）》《广西壮族自治区壮药质量标准（第三卷）》《广西壮族自治区瑶药材质量标准（第二卷）》。

小茴香

Xiaohuixiang

FOENICULI FRUCTUS

【来源】本品为伞形科植物茴香 *Foeniculum vulgare* Mill. 的干燥成熟果实。

【炮制】**炒小茴香** 取净小茴香，照清炒法（《中国药典》2020年版通则0213），用文火炒至深黄色，有香气溢出时，取出，放凉。

酒小茴香 取净小茴香,照酒炙法(《中国药典》2020年版通则0213),用文火炒至深黄色,有香气溢出时，取出，放凉。

每100kg小茴香，用酒10kg。

【性状】**炒小茴香** 本品为双悬果,呈圆柱形,有的稍弯曲,长4～8mm,直径1.5～2.5mm。表面黄绿色至深黄色，两端略尖，顶端残留有黄棕色突起的柱基，基部有时有细小的果梗。分果呈长椭圆形，背面有纵棱5条，接合面平坦而较宽。横切面略呈五边形，背面的四边约等长。有特异香气，具焦香气，味微甜、辛。

酒小茴香 形同炒小茴香，具酒香气。

【鉴别】**酒小茴香**（1）本品分果横切面：外果皮为1列扁平细胞，外被角质层。中果皮纵棱处有维管束，其周围有多数木化网纹细胞；背面纵棱间各有大的椭圆形棕色油管1个，接合面有油管2个，共6个。内果皮为1列扁平薄壁细胞，细胞长短不一。种皮细胞扁长，含棕色物。胚乳细胞多角形，含多数糊粉粒，每个糊粉粒中含有细小草酸钙簇晶。

（2）取酒小茴香粉末2g，加乙醚20ml，超声处理10分钟，滤过，滤液挥干，残渣加三氯甲烷1ml使溶解，作为供试品溶液。另取茴香醛对照品，加乙醇制成每1ml含1μl的溶液，作为对照品溶液。照薄层色谱法（《中国药典》2020年版通则0502）试验，吸取供试品溶液5μl、对照品溶液1μl，分别点于同一硅胶G薄层板上，以石油醚（60～90℃）－乙酸乙酯（17：2.5）为展开剂，展至8cm，取出，晾干，喷以二硝基苯肼试液。供试品色谱中，在与对照品色谱相应的位置上，显相同的橙红色斑点。

【检查】**总灰分** 酒小茴香 不得过10.0%（《中国药典》2020年版通则2302）。

【含量测定】**挥发油** 酒小茴香 照挥发油测定法(《中国药典》2020年版通则2204)测定。本品含挥发油不得少于1.5%（ml/g）。

反式茴香脑 酒小茴香 照气相色谱法（《中国药典》2020年版通则0521）测定。

色谱条件与系统适用性试验 聚乙二醇毛细管柱（柱长为30m，内径为0.32mm，膜厚度为0.25μm）；柱温为145℃。理论板数按反式茴香脑峰计应不低于5000。

对照品溶液的制备 取反式茴香脑对照品适量,精密称定,加乙酸乙酯制成每1ml含0.4mg

的溶液，即得。

供试品溶液的制备　取本品粉末（过三号筛）约 0.5g，精密称定，精密加入乙酸乙酯 25ml，称定重量，超声处理（功率 300W，频率 40kHz）30 分钟，放冷，再称定重量，用乙酸乙酯补足减失的重量，摇匀，滤过，取续滤液，即得。

测定法　分别精密吸取对照品溶液与供试品溶液各 2μl，注入气相色谱仪，测定，即得。

本品含反式茴香脑（$C_{10}H_{12}O$）不得少于 1.4%。

【性味与归经】辛，温。归肝、肾、脾、胃经。

【功能与主治】散寒止痛，理气和胃。用于寒疝腹痛，睾丸偏坠，痛经，少腹冷痛，脘腹胀痛，食少吐泻，睾丸鞘膜积液。

【用法与用量】3～6g。

【处方应付】写炒小茴香付炒小茴香；写酒小茴香付酒小茴香。

【贮藏】置阴凉干燥处。

【药材标准】《中国药典》2020 年版一部、《广西壮族自治区壮药质量标准（第二卷）》。

小　钻

Xiaozuan

KADSURAE LONGIPEDUNCULATAE RADIX ET RHIZOM

【来源】本品为木兰科植物南五味子 *Kadsura longipedunculata* Finet et Gagnep. 的干燥根及根茎。

【炮制】除去杂质，干燥；或洗润，切片或切段，干燥。

【性状】本品呈类圆柱形的片或段状，直径 0.3～2.5cm。表面灰黄色至灰褐色，具纵皱纹及横裂纹，栓皮疏松，剥落露出红棕色皮层或横向断裂，露出淡棕色木心。质坚韧，不易折断。切面皮部稍厚，红棕色或淡紫褐色，纤维性；木部淡棕黄色至浅棕色，具密集小孔。气香，味微苦、辛。

【鉴别】取本品粉末 2g，加甲醇 30ml，超声处理 1 小时，滤过，滤液加石油醚（60～90℃）30ml 振摇提取，分取下层溶液，浓缩至 2ml，作为供试品溶液。另取小钻对照药材 2g，同法制成对照药材溶液。照薄层色谱法（《中国药典》2020 年版通则 0502）试验，吸取上述两种溶液各 5～10μl，分别点于同一硅胶 G 薄层板上，以石油醚（60～90℃）- 乙酸乙酯 - 乙酸（4：1：0.1）为展开剂，展开，取出，晾干，喷以 10% 磷钼酸乙醇溶液，在 105℃加热至斑点显示清晰。供试品色谱中，在与对照药材色谱相应的位置上，显相同颜色的斑点。

【检查】水分　不得过 15.0%（《中国药典》2020 年版通则 0832 第二法）。

总灰分　不得过 6.0%（《中国药典》2020 年版通则 2302）。

酸不溶性灰分　不得过 2.0%（《中国药典》2020 年版通则 2302）。

【浸出物】照醇溶性浸出物测定法（《中国药典》2020 年版通则 2201）项下的热浸法测定，用乙醇作溶剂，不得少于 9.0%。

【性味与归经】辛、苦，温。归脾、胃、肝经。

【功能与主治】理气止痛，祛风通络，活血消肿。用于胃痛，腹痛，风湿痹痛，痛经，月经不调，产后腹痛，咽喉肿痛，痔疮，无名肿毒，跌打损伤。

【用法与用量】15～20g。外用适量，捣敷或研粉调水敷患处。

【注意】孕妇慎用。

【贮藏】置通风干燥处。

【药材标准】《广西壮族自治区壮药质量标准（第二卷）》《广西壮族自治区瑶药材质量标准（第一卷）》。

小槐花

Xiaohuaihua

DESMODII CAUDATI HERBA

【来源】本品为豆科植物小槐花 *Desmodium caudatum*（Thunb.）DC. 的干燥全株。

【炮制】除去杂质，净制，切段或切片，干燥。

【性状】本品呈段状及不规则块片状。根呈圆柱形，大小不一，有支根，表面灰褐色或棕褐色，具细纵皱纹，可见疣状突起及长圆形皮孔；质坚韧，不易折断，断面黄白色，纤维性。茎圆柱形，常有分枝，表面灰褐色，具类圆形的皮孔突起；质硬而脆，折断面黄白色，纤维性。小叶片多皱缩脱落，展平后呈阔披针形，长 4～9cm，宽 1～3cm，顶端渐尖或锐尖，基部楔形，全缘；上表面深褐色，下表面色稍淡。小叶柄长约 1mm。气微，味淡。

【性味与归经】甘、苦，平。归肺、胃经。

【功能与主治】清热解毒，祛风透疹，消积止痛。用于感冒发热，疹出不透，小儿疳积，脘腹疼痛，泄泻。

【用法与用量】9～30g。

【贮藏】置干燥处。

【药材标准】《广西中药材标准（1990年版）》《广西壮族自治区壮药质量标准（第一卷）》《广西壮族自治区瑶药材质量标准（第二卷）》。

山胡椒

Shanhujiao

LINDERAE GLAUCAE HERBA

【来源】本品为樟科植物山胡椒 *Lindera glauca*（Sieb. et Zucc.）Bl. 的干燥全株。

【炮制】除去杂质，干燥；或洗润，切片，干燥。

【性状】本品根呈片状，表面棕褐色，栓皮粗糙；质坚硬，难折断；切面皮部灰褐色，木部黄白色。茎表面灰褐色或灰黄色，有纵皱纹及圆点状皮孔；质硬，不易折断，断面皮部棕黄色，木部黄白色。叶纸质，切成条状，或破碎；上面灰绿色，下面灰绿色、灰白色，被白色柔毛。果偶见，熟时黑褐色。气微芳香，味辛、凉。

【鉴别】粉末为棕色。淀粉粒众多，多聚集，单粒直径 5～30μm，脐点点状或不明显；亦可见复粒淀粉粒。非腺毛多为单细胞，也有由 2 个细胞组成的，常含黄色物质，长 160～2000μm，或更长。纤维成束或单个散在，壁厚，胞腔呈线形。石细胞呈长柱形或长圆形，直径 120～210μm，长 200～490μm，壁厚，孔沟明显。导管以螺纹导管、具缘纹孔导管为主，直径 14～140μm。气孔平轴式，保卫细胞壁明显加厚。油细胞多破碎，近圆形或近长圆柱形，长 50～190μm。

（2）取本品粗粉 2g，加乙醇 20ml，加热回流提取 1 小时，滤过，滤液作为供试品溶液。另取山胡椒对照药材 2g，同法制成对照药材溶液。照薄层色谱法（《中国药典》2020 年版通则 0502）试验，吸取上述两种溶液各 10μl，分别点于同一硅胶 G 薄层板上，以石油醚（30～60℃）-丙酮（2：1）为展开剂，预饱和 30 分钟，展开，取出，晾干，喷以 5% 磷钼酸试液，在 105℃加热至斑点显色清晰。供试品色谱中，在与对照药材色谱相应的位置上，显相同颜色的斑点。

【检查】水分　不得过 12.0%（《中国药典》2020 年版通则 0832 第二法）。

总灰分　不得过 4.0%（《中国药典》2020 年版通则 2302）。

酸不溶性灰分　不得过 0.7%（《中国药典》2020 年版通则 2302）。

【浸出物】照醇溶性浸出物测定法（《中国药典》2020 年版通则 2201）项下的热浸法测定，用乙醇作溶剂，不得少于 2.5%。

【性味与归经】苦、辛，微寒。归肝、膀胱经。

【功能与主治】解毒消疮，祛风止痛，止痒，止血。用于疮疡肿毒，风湿痹痛，跌打损伤，外伤出血，皮肤瘙痒，蛇虫咬伤。

【用法与用量】10 ～ 20g。外用适量。

【注意】孕妇慎用。

【贮藏】置干燥处。

【药材标准】《广西壮族自治区瑶药材质量标准（第一卷）》。

川　芎

Chuanxiong

CHUANXIONG RHIZOMA

【来源】本品为伞形科植物川芎 *Ligusticum chuanxiong* Hort. 的干燥根茎。

【炮制】**酒川芎**　取净川芎，照酒炙法（《中国药典》2020 年版通则 0213），用文火炒至棕褐色时，取出，放凉。

每 100kg 川芎，用黄酒 10kg。

制川芎　取川芎，加适量水浸泡，再将川芎连水或适量酒一同倒入锅内煮至川芎吸尽原汁透心后，取出晒至八九成干，然后放入缸内密闭闷软，切中片或薄片，干燥。

每 100kg 川芎，用黄酒 25kg。

【性状】**酒川芎**　本品为不规则厚片，外表皮灰褐色或褐色，有皱缩纹。切面黄棕色至黄褐色，偶见焦斑。具明显波状环纹或多角形纹理，散生黄棕色油点。质坚实。气浓香，略有酒气，味苦、辛，微甜。

制川芎　本品为不规则厚片或薄片，表面黄色，香气减弱，略有酒气。

【鉴别】**酒川芎**（1）本品粉末淡黄棕色或灰棕色。淀粉粒较多，单粒椭圆形、长圆形、类圆形、卵圆形或肾形，直径 5 ～ 16μm，长约 21μm，脐点点状、长缝状或"人"字状；偶见复粒，由 2 ～ 4 分粒组成。草酸钙晶体存在于薄壁细胞中，呈类圆形团块或类簇晶状，直径 10 ～ 25μm。木栓细胞深黄棕色，表面观呈多角形，微波状弯曲。油室多已破碎，偶可见油室碎片，分泌细胞壁薄，含有较多的油滴。导管主为螺纹导管，亦有网纹导管及梯纹导管，直径 14 ～ 50μm。

（2）取酒川芎粉末 1g，加石油醚（30 ～ 60℃）5ml，放置 10 小时，时时振摇，静置，取上清液 1ml，挥干后，残渣加甲醇 1ml 使溶解，再加 2%3,5- 二硝基苯甲酸的甲醇溶液 2 ～ 3 滴与甲醇饱和的氢氧化钾溶液 2 滴，显红紫色。

（3）取酒川芎粉末 1g，加乙醚 20ml，加热回流 1 小时，滤过，滤液挥干，残渣加乙酸乙酯 2ml 使溶解，作为供试品溶液。另取川芎对照药材 1g，同法制成对照药材溶液。再取欧当归内酯 A 对照品，加乙酸乙酯制成每 1ml 含 0.1mg 的溶液（置棕色瓶中），作为对照品溶液。照薄层色谱法（《中国药典》2020 年版通则 0502）试验，吸取上述三种溶液各 10μl，分别点于同一硅胶 GF$_{254}$ 薄层板上，以正己烷 – 乙酸乙酯（3：1）为展开剂，展开，取出，晾干，置紫外光灯（254nm）下检视。供试品色谱中，在与对照药材色谱和对照品色谱相应的位置上，显相同颜色的斑点。

【检查】**水分**　酒川芎　不得过 12.0%（《中国药典》2020 年版通则 0832 第四法）。

总灰分 酒川芎 不得过 6.0%（《中国药典》2020 年版通则 2302）。

【浸出物】酒川芎 照醇溶性浸出物测定法（《中国药典》2020 年版通则 2201）项下的热浸法测定，用乙醇作溶剂，不得少于 12.0%。

【含量测定】酒川芎 照高效液相色谱法（《中国药典》2020 年版通则 0512）测定。

色谱条件与系统适用性试验 以十八烷基硅烷键合硅胶为填充剂；以甲醇 –1% 醋酸溶液（30：70）为流动相；检测波长为 321nm。理论板数按阿魏酸峰计算应不低于 4000。

对照品溶液的制备 取阿魏酸对照品适量，精密称定，置棕色量瓶中，加 70% 甲醇制成每 1ml 含 20μg 的溶液，即得。

供试品溶液的制备 取本品粉末（过四号筛）约 0.5g，精密称定，置具塞锥形瓶中，精密加入 70% 甲醇 50ml，密塞，称定重量，加热回流 30 分钟，放冷，再称定重量，用 70% 甲醇补足减失的重量，摇匀，静置，取上清液，滤过，取续滤液，即得。

测定法 分别精密吸取对照品溶液与供试品溶液各 10μl，注入液相色谱仪，测定，即得。

本品按干燥品计算，含阿魏酸（$C_{10}H_{10}O_4$）不得少于 0.10%。

【性味与归经】辛，温。归肝、胆、心包经。

【功能与主治】活血行气，祛风止痛。用于胸痹心痛，胸胁刺痛，跌扑肿痛，月经不调，经闭痛经，癥瘕腹痛，头痛，风湿痹痛。

【用法与用量】3～10g。

【贮藏】置阴凉干燥处，防蛀。

【药材标准】《中国药典》2020 年版一部。

广山药片

Guangshanyaopian

DIOSCOREAE PERSIMILIS TUBER

【来源】本品为薯蓣科植物褐苞薯蓣 *Dioscorea persimilis* Prain et Burk. 的干燥块茎。

【炮制】取广山药，除去杂质，洗润，切片，干燥；或取广山药片，除去杂质，净制，干燥。

【性状】本品呈片状，断面白色或黄白色，颗粒状，粉性。

【鉴别】本品粉末类白色。淀粉粒类圆形或卵圆形，直径 16～45μm，脐点少见，为点状或"人"字状，层纹不明显。草酸钙针晶束存在于黏液细胞中，长 65～120μm。导管为网纹及具缘纹孔，直径 20～60μm。

【检查】**二氧化硫残留量**　照二氧化硫残留量测定法（《中国药典》2020 年版通则 2331）测定，不得过 400mg/kg。

【性味与归经】甘，平。归脾、肺、肾经。

【功能与主治】补脾养胃，生津益肺，补肾涩精。用于脾虚食少，久泻，肺虚喘咳，肾虚遗精，带下，尿频，虚热消渴，小儿痘发不起，神经衰弱，乳腺炎。

【用法与用量】15～30g。外用适量。

【贮藏】置通风干燥处，防霉，防蛀。

【药材标准】《广西中药材标准（第二册）》《广西壮族自治区壮药质量标准（第一卷）》。

广东土牛膝

Guangdongtuniuxi

EUPATORII CHINENSIS RADIX

【来源】本品为菊科植物华泽兰 *Eupatorium chinense* L. 的干燥根。

【炮制】除去杂质，洗润，切段，干燥。

【性状】本品呈圆柱形的段状，有的稍弯曲，直径 0.1～0.6cm。表面灰黄色或棕褐色，有细微的纵皱纹及稍疏的须根痕。质硬而脆，易折断，断面纤维状，皮部棕灰色，易分离。中心木部较大。气香，味微辛、苦。

【鉴别】（1）本品横切面：木栓细胞 1 列，多角形，壁厚，有的细胞内含棕色物。皮层较宽，细胞类圆形、椭圆形或多角形，稀有纤维细胞。韧皮部外侧有分泌道成环状排列，内含油滴。木质部导管不规则散布。髓部细胞类多角形，壁薄。

（2）取本品粉末 5g，加乙醇 30ml，置水浴上加热回流 20 分钟，滤过，取滤液数滴点于滤纸上。喷洒三氯化铝试液，干燥后置紫外光灯（365nm）下检视，显亮黄色荧光。另取滤液 1ml 于试管中，加镁粉少量与盐酸 3～4 滴，显淡红色。

（3）取本品粗粉 10g，于挥发油测定器中加水 250ml，摇匀，自冷凝管上端加水使充满挥发油测定器的刻度部分，再加入 5ml 石油醚，加热至沸并保持蒸馏 1 小时，分取石油醚层液，浓缩至约 1ml，作为供试品溶液。另取广东土牛膝对照药材 10g，同法制成对照药材溶液。照薄层色谱法（《中国药典》2020 年版通则 0502）试验，吸取上述两种溶液各 5μl，分别点于同一硅胶 G 薄层板上，以石油醚（60～90℃）－乙酸乙酯（8.5∶2.5）为展开剂，展开，取出，晾干，置紫外光灯（365nm）下检视，供试品色谱中，在与对照药材色谱相应的位置上，显相同颜色的斑点。再喷以 10% 硫酸乙醇溶液，在 105℃加热约 5 分钟，供试品色谱中，在与对照药材色谱相应的位置上，显相同颜色的斑点。

【性味与归经】微辛、苦，凉。归肝、肺经。

【功能与主治】清热解毒，凉血利咽。用于白喉，扁桃体炎，咽喉炎，感冒高热，麻疹肺炎，支气管炎，吐血，血淋，外伤肿痛，毒蛇咬伤。

【用法与用量】9～15g。外用适量。

【注意】孕妇忌服。

【贮藏】置通风干燥处。

【药材标准】《广西中药材标准（第二册）》。

飞龙掌血

Feilongzhangxue

TODDALIAE ASIATICAE RADIX

【来源】本品为芸香科植物飞龙掌血 *Toddalia asiatica*（Linn.）Lam. 的干燥根。

【炮制】除去杂质，净制，干燥；或洗润，切段或切厚片，干燥。

【性状】本品根为圆柱形的段或椭圆形片，偶有分支。表面黄色至土黄色，具纵皱，刮除栓皮，皮部棕红色呈颗粒状。质硬，不易折断，断面灰黄色；皮部灰棕色，颗粒状；木部具小而密的小孔。气微，味辛、微苦。

【鉴别】（1）粉末为棕黄色。淀粉粒类圆形或椭圆形，直径 3 ～ 10μm，脐点点状或短缝状，层纹不明显。网纹导管、具缘纹孔导管多见，呈碎片状，直径 38 ～ 260μm。草酸钙方晶多成行排布在薄壁细胞中。石细胞呈类方形、类圆形或不规则形。纤维多成束，直径约 15μm，壁略增厚。

（2）取本品粉末 1g，加乙醇 40ml，超声处理 1 小时，滤过，滤液蒸干，残渣加乙醇 1ml 使溶解，作为供试品溶液。另取飞龙掌血对照药材 1g，同法制成对照药材溶液。再取氯化两面针碱对照品，加乙醇制成每 1ml 含 1mg 的溶液，作为对照品溶液。照薄层色谱法（《中国药典》2020 年版通则 0502）试验，吸取对照品溶液 5μl、供试品和对照药材溶液 5 ～ 10μl，分别点于同一硅胶 G 薄层板上，以三氯甲烷 – 甲醇 – 浓氨试液（30：1：0.2）为展开剂，展开，取出，晾干，置紫外光灯（365nm）下检视。供试品色谱中，在与对照药材色谱相应的位置上，显相同颜色的荧光主斑点；在与对照品色谱相应的位置上，显相同的黄色荧光斑点。

【检查】水分　不得过 13.0%（《中国药典》2020 年版通则 0832 第二法）。

总灰分　不得过 4.5%（《中国药典》2020 年版通则 2302）。

【浸出物】照醇溶性浸出物测定法（《中国药典》2020 年版通则 2201）项下的冷浸法测定，用乙醇作溶剂，不得少于 6.5%。

【性味与归经】辛，苦，温。归肝、肾经。

【功能与主治】祛风止痛，散瘀止血。用于风湿痹痛，胃痛，跌打损伤，吐血，刀伤出血，痛经，闭经，痢疾，牙痛，疟疾。

【用法与用量】6 ～ 15g。外用适量，捣敷或研末敷患处。

【注意】孕妇忌服。

【贮藏】置干燥处。

【药材标准】《广西中药材标准（第二册）》《广西壮族自治区壮药质量标准（第二卷）》《广西壮族自治区瑶药材质量标准（第一卷）》。

马蹄金

Matijin

DICHONDRAE HERBA

【来源】本品为旋花科植物马蹄金 *Dichondra repens* Forst. 的干燥全草。

【炮制】除去杂质，净制，切段，干燥。

【性状】本品多皱缩成团。茎段呈细长圆柱形，直径 0.5 ～ 0.7mm，表面黄棕色，无毛或被疏毛，节明显，节处常有纤细的根。叶多皱缩，展平后呈肾形或圆形，长 3 ～ 9mm，宽 4 ～ 11mm，先端圆或微凹，基部心形，全缘；上表面黄绿色，微有毛，下表面色较浅，有毛。叶柄被毛。有的带花或果。花单生叶腋，有柄。蒴果球形，膜质，内有种子 1 ～ 2 枚。气微，味淡。

【性味与归经】苦、辛，凉。归肝、胆、肾、膀胱经。

【功能与主治】清热解毒，利湿通淋，散瘀消肿。用于湿热黄疸，痢疾，砂石淋痛，白浊，水肿，疮疡肿毒，跌打损伤。

【用法与用量】15 ～ 30g。

【贮藏】置干燥处。

【药材标准】《广西中药材标准（1990 年版）》《广西壮族自治区壮药质量标准（第一卷）》《广西壮族自治区瑶药材质量标准（第二卷）》。

天胡荽

Tianhusui

HYDROCOTYLES HERBA

【来源】本品为伞形科植物天胡荽 *Hydrocotyle sibthorpioides* Lam. 或破铜钱 *Hydrocotyle sibthorpioides* Lam. var. *batrachium*（Hance）Hand. –Mazz. 的干燥全草。

【炮制】除去杂质，切段，干燥。

【性状】本品为不规则的段。根细圆柱形，表面淡黄色或灰黄色。茎细而弯曲，黄绿色，节处残留细根或根痕。叶多皱缩或破碎，完整者展平后呈近圆形或肾形，叶缘 5 ～ 7 浅裂或裂至叶片中部，淡绿色。有时可见伞形花序或双悬果略呈心形，两侧扁平。气香，味微苦。

【性味与归经】苦、辛，寒。归肺、肝经。

【功能与主治】清热解毒，利湿退黄，止咳，消肿散结。用于湿热黄疸，咳嗽，百日咳，咽喉肿痛，目赤云翳，淋病，湿疹，带状疱疹，疮疡肿毒，跌打瘀肿。

【用法与用量】10 ～ 15g。

【贮藏】置干燥处。

【药材标准】《广西中药材标准（1990年版）》《广西壮族自治区壮药质量标准（第一卷）》《广西壮族自治区瑶药材质量标准（第二卷）》。

木 耳

Mu'er

AURICULARIAE FRUCTIFICATIO

【来源】本品为木耳科植物木耳 *Auricularia auricula*（L. ex Hook.）Underw. 及毛木耳 *Auricularia polytricha*（Mont.）Sacc. 的干燥子实体。

【炮制】除去杂质，净制，干燥。

【性状】本品呈不规则的块片，多卷缩，直径 0.5 ～ 10cm，厚 0.2 ～ 1.0mm。表面黑褐色、紫褐色或瓦灰色，平滑，底面色较淡。质脆易折断。气微香，味淡。本品用水浸泡则膨胀，色泽转淡，呈棕褐色，柔润而微透明；表面有滑润的黏液。

【性味】甘，平。

【功能与主治】益气强身，活血，止血，舒筋活络。用于肺虚咳嗽，咯血，血淋，崩中漏下，便秘，产后虚弱，痔疮，腰腿疼痛，抽筋麻木。

【用法与用量】15 ～ 30g。外用适量，捣烂敷患处。

【贮藏】置干燥处。

【注意】大便不实者忌。

【药材标准】《广西中药材标准（第二册）》。

木棉皮

Mumianpi

BOMBACIS CORTEX

【来源】本品为木棉科植物木棉 *Bombax ceiba* L. 的干燥树皮。

【炮制】除去杂质，洗润，切丝，干燥。

【性状】本品呈碎片状或稍弯曲的丝条状。皮厚 5～25mm，外表面灰棕色或红棕色，其上有的可见大型钉刺，椭圆形，纵向延长，钉上有层纹，不易脱落。内表面红棕色，有纵纹。质坚韧，不易折断，断面纤维性。气微香，味淡。

【鉴别】（1）本品横切面：木栓层数列至数十余列细胞，常含棕色物；栓内层细胞数列，木栓层及栓内层中散有石细胞群。皮层较窄，石细胞群成断续环状排列，细胞多为方形。韧皮部较宽，韧皮纤维与韧皮薄壁细胞相间排列；薄壁组织中有大型黏液细胞分布，有的薄壁细胞中含棕色物、草酸钙簇晶及淀粉粒。射线往外逐渐加宽至 7～9 列细胞。

粉末棕色。石细胞多为方形，壁较厚，孔沟及层纹明显，胞腔较小，直径 15～5μm，内含棕色物。纤维众多，常成束，较长，直径 10～35μm，木化，孔沟可见，胞腔较窄。草酸钙簇晶较多，直径 45μm。木栓细胞类圆形、多角形，直径 15～50μm，壁稍增厚，胞腔内含棕色物。黏液细胞类圆形，单个或 2～4 个成群，直径 30～120μm。淀粉粒椭圆形或卵形，直径约 16μm，脐点点状。

（2）取本品粉末 2g，加乙醇 15ml，加热回流 10 分钟，滤过，取滤液滴于纸上，挥干，滴加饱和硼酸丙酮溶液及 10% 枸橼酸丙酮溶液各 3 滴，干后置紫外光灯（365nm）下观察，显黄绿色荧光。

（3）取〔鉴别〕（2）项剩余的滤液 1ml，加入 1% 三氯化铁乙醇溶液 2 滴，显绿色。

【性味】苦，平。

【功能与主治】宣散风湿，消肿止痛。用于风湿痹痛，跌打红肿。

【用法与用量】6～12g。外用适量，和酒共捣烂敷患处。

【贮藏】置通风干燥处，防霉。

【药材标准】《广西中药材标准（1990 年版）》。

五味子

Wuweizi

SCHISANDRAE CHINENSIS FRUCTUS

【来源】本品为木兰科植物五味子 *Schisandra chinensis*（Turcz.）Baill. 的干燥成熟果实。

【炮制】**蜜五味子**　取净五味子，照蜜炙法(《中国药典》2020年版通则0213)炒至不粘手，取出放凉。

每100kg五味子，用炼蜜25kg。

蒸五味子　取净五味子，照蒸法（《中国药典》2020年版通则0213）蒸透，焖至表面黑色油润时，取出，干燥。

【性状】**蜜五味子**　本品呈不规则的球形或扁球形，直径5～8mm。表面深红色或黑红色，皱缩，略显光泽。果肉柔软，种子1～2，肾形，表面棕黄色，有光泽，种皮薄而脆。果肉有蜜香味，味酸；种子破碎后，有香气，味辛、微苦。

蒸五味子　本品形同蜜五味子。表面黑色或黑红色，显油润。

【鉴别】（1）粉末暗紫色。种皮表皮石细胞表面观呈多角形或长多角形，直径18～50μm，壁厚，孔沟极细密，胞腔内含深棕色物。种皮内层石细胞呈多角形、类圆形或不规则形，直径约至83μm，壁稍厚，纹孔较大。果皮表皮细胞表面观类多角形，垂周壁略呈连珠状增厚，表面有角质线纹；表皮中散有油细胞。中果皮细胞皱缩，含暗棕色物，并含淀粉粒。

（2）取本品粉末1g，加三氯甲烷20ml，加热回流30分钟，滤过，滤液蒸干，残渣加三氯甲烷1ml使溶解，作为供试品溶液。另取五味子对照药材1g，同法制成对照药材溶液。再取五味子甲素对照品，加三氯甲烷制成每1ml含1mg的溶液，作为对照品溶液。照薄层色谱法（《中国药典》2020年版通则0502）试验，吸取上述三种溶液各2μl，分别点于同一硅胶GF₂₅₄薄层板上，以石油醚（30～60℃）–甲酸乙酯–甲酸（15：5：1）的上层溶液为展开剂，展开，取出，晾干，置紫外光灯（254nm）下检视。供试品色谱中，在与对照药材和对照品色谱相应的位置上，显相同颜色的斑点。

【检查】**水分**　不得过16.0%（《中国药典》2020年版通则0832第二法）。

总灰分　不得过7.0%（《中国药典》2020年版通则2302）。

【含量测定】照高效液相色谱法（《中国药典》2020年版通则0512）测定。

色谱条件与系统适用性试验　以十八烷基硅烷键合硅胶为填充剂；以甲醇–水（65：35）为流动相；检测波长为250nm。理论板数按五味子醇甲峰计算应不低于2000。

对照品溶液的制备　取五味子醇甲对照品适量，精密称定，加甲醇制成每1ml含五味子醇甲 0.3mg 的溶液，即得。

供试品溶液的制备　取本品粉末（过三号筛）约 0.25g，精密称定，置 20ml 量瓶中，加甲醇约 18ml，超声处理（功率 250W，频率 20kHz）20 分钟，取出，加甲醇至刻度，摇匀，滤过，取续滤液，即得。

测定法　分别精密吸取对照品溶液与供试品溶液各 10μl，注入液相色谱仪，测定，即得。

本品含五味子醇甲（$C_{24}H_{32}O_7$）不得少于 0.40%。

【性味与归经】酸、甘，温。归肺、心、肾经。

【功能与主治】收敛固涩，益气生津，补肾宁心。用于久嗽虚喘，梦遗滑精，遗尿尿频，久泻不止，自汗盗汗，津伤口渴，内热消渴，心悸失眠。

【用法与用量】2 ～ 6g。

【贮藏】置通风干燥处，防霉。

【药材标准】《中国药典》2020 年版一部。

五味藤（根皮）

Wuweiteng（genpi）

SECURIDACAE CORTEX

【来源】本品为远志科植物蝉翼藤 *Securidaca inappendiculata* Hassk. 的干燥根皮。

【炮制】除去杂质，洗润，切丝或切段，干燥。

【性状】本品呈丝条状或段状，厚 2～10mm。外表面灰白色或土黄色，有瘤状突起，稍粗糙；内表面浅黄色，略平坦，常成纵裂状。质韧，不易折断，断面不平坦，外层颗粒性，内层富纤维，浅黄色。气微，味甘、酸、苦、咸、辛且麻舌刺喉。飞扬的粉尘能引起喷嚏。

【鉴别】（1）本品粉末置紫外灯（365nm）下呈灰白色荧光。

（2）取本品粉末 5g，加甲醇 20ml 温浸 30 分钟，滤过，取滤液 1ml，加 7% 盐酸羟胺甲醇试液 2～3 滴，加 10% 氢氧化钾甲醇液 2～3 滴，置水浴中微热，取出冷却后加稀盐酸调 pH 值为 3～4，加 1% 三氯化铁试液 1～2 滴，溶液显紫红色；另取滤液 1ml 置试管中，沿管壁缓缓滴加浓硫酸 0.5ml，在两液界面处显紫红色环。

【性味】甘、酸、辛、苦、咸，微寒；有小毒。

【功能与主治】祛风湿，消肿止痛，活血化瘀。用于风湿骨痛，跌打损伤。

【用法与用量】6～9g。

【注意】久病体弱者忌服，孕妇禁服。

【贮藏】置通风干燥处。

【药材标准】《广西中药材标准（1990 年版）》。

五指毛桃

Wuzhimaotao

FICI HIRTAE RADIX

【来源】本品为桑科植物粗叶榕 *Ficus hirta* Vahl 的干燥根。

【炮制】除去杂质，洗润，切片或切段，干燥。

【性状】本品呈类圆形或不规则的片或短段状，直径 0.5～4cm。表皮灰黄色或黄棕色，有红棕色斑纹及细密纵皱纹，有的可见横向皮孔，质坚硬，不易折断。断面皮部薄而韧，易剥离，富纤维性；木部宽广，淡黄白色，有较密的同心性环纹。气微香特异，味微甘。

【鉴别】（1）粉末黄白色至灰黄色。木栓细胞类方形，部分细胞内含棕色物。具缘纹孔导管多见。草酸钙方晶存在于薄壁细胞中或散在，直径 10～20μm。石细胞单个或多个成群，直径 15～45μm，孔沟明显。乳管微弯曲，直径 10～25μm，常与纤维并列。淀粉粒单粒或复粒，单粒直径 5～25μm。

（2）取本品粉末 5g，加乙酸乙酯 50ml，超声处理 25 分钟，滤过，滤液蒸干，残渣加乙酸乙酯 2ml 使溶解，作为供试品溶液。另取五指毛桃对照药材 5g，同法制成对照药材溶液。再取补骨脂素对照品，加乙酸乙酯制成每 1ml 含 2mg 的溶液，作为对照品溶液。照薄层色谱法（《中国药典》2020 年版通则 0502）试验，吸取上述三种溶液各 2μl，分别点于同一硅胶 G 薄层板上，以正己烷－乙酸乙酯（8∶2）为展开剂，展开，取出，晾干，置紫外光灯（365nm）下检视。供试品色谱中，在与对照药材色谱和对照品色谱相应的位置上，显相同颜色的荧光斑点。

【检查】水分 不得过 12.0%（《中国药典》2020 年版通则 0832 第二法）。

总灰分 不得过 5.6%（《中国药典》2020 年版通则 2302）。

酸不溶性灰分 不得过 1.0%（《中国药典》2020 年版通则 2302）。

【浸出物】照醇溶性浸出物测定法（《中国药典》2020 年版通则 2201）项下的热浸法测定，用稀乙醇作溶剂，不得少于 5.2%。

【含量测定】照高效液相色谱法（《中国药典》2020 年版通则 0512）测定。

色谱条件与系统适用性试验 以十八烷基硅烷键合硅胶为填充剂，以乙腈－水（35∶65）为流动相，检测波长为 246nm。理论板数按补骨脂素峰计算应不低于 5000。

对照品溶液的制备 取补骨脂素对照品适量，精密称定，加甲醇制成每 1ml 含 40μg 的溶液，即得。

供试品溶液的制备 取本品粉末 1g，精密称定，精密加入甲醇 50ml，置具塞锥形瓶中，称定重量，加热回流 30 分钟，放冷，再称定重量，用甲醇补足减失的重量，摇匀，滤过，取续滤液，即得。

测定法　分别精密吸取对照品溶液与供试品溶液各 10μl，注入液相色谱仪，测定，即得。

本品按干燥品计算，含补骨脂素（$C_{11}H_6O_3$）不得少于 0.008%。

【性味与归经】甘、平。归脾、肺、胃、大肠、肝经。

【功能与主治】健脾益气，行气利湿，舒筋活络。用于脾虚浮肿，食少无力，肺痨咳嗽，盗汗，带下，产后无乳，风湿痹痛，水肿，臌胀，肝胆湿热，跌打损伤。

【用法与用量】15 ～ 30g。

【贮藏】置干燥处。

【药材标准】《中国药典》1977 年版一部、《广西壮族自治区壮药质量标准（第二卷）》、《广西壮族自治区瑶药材质量标准（第一卷）》。

五指柑

Wuzhigan

VITICIS NEGUNDO HERBA

【来源】本品为马鞭草科植物黄荆 *Vitex negundo* L. 或牡荆 *Vitex negundo* L. var. *cannabifolia*（Sieb. et Zucc.）Hand. Mazz. 的干燥全株。

【炮制】除去杂质，净制，干燥；或切片或切段，干燥。

【性状】**黄荆** 本品呈不规则的片状或段状。根直径 8～15mm，外表面土黄色、红棕色至棕褐色，切面皮部棕褐色；木部灰白色至暗灰黄色，有数个同心性环纹，气微，味淡。茎枝黄棕色至棕褐色，密被短柔毛。叶多皱缩破碎，内卷，上表面灰黑色，下表面灰白色，密被短柔毛，小叶展平后，全缘或浅波状。宿萼钟状，长约 2.5mm，密被白色短柔毛，5 齿裂，内藏棕褐色的果实。果实有时可见，圆球形或倒卵圆形，长 2～4mm，直径 1.5～2.5mm；果皮较厚，质硬，不易破碎。气微臭，味苦微涩。

牡荆 小叶两面仅沿叶脉被毛，边缘有锯齿。

【性味与归经】微苦、辛，温。归肺、胃经。

【功能与主治】清热止咳，化痰湿，理气止痛。用于感冒，咳嗽，慢性支气管炎，哮喘，风湿痹痛，胃痛，泄痢。

【用法与用量】6～30g。

【贮藏】置阴凉干燥处。

【药材标准】《广西中药材标准（1990 年版）》《广西壮族自治区壮药质量标准（第一卷）》。

水田七

Shuitianqi

SCHIZOCAPSAE PLANTAGINEAE RHIZOMA

【来源】本品为蒟蒻薯科植物裂果薯 *Schizocapsa plantaginea* Hance 的干燥根茎。

【炮制】除去杂质，洗净，干燥。

【性状】本品根茎肥大，长圆形或略呈链球状，长 2～4cm，直径 0.5～3cm，表面淡灰棕色至黄棕色，有粗糙纹及点状须根痕；质硬，断面颗粒性，暗褐色或灰黄色，微有蜡样光泽，内皮层环明显。气微，味苦、微甘。

【鉴别】（1）本品横切面：木栓层为 1～3 列类圆形细胞，微栓化；皮层组织宽，其中分布有稍大含草酸钙针晶的细胞，根迹维管束向外延伸；内皮层为 1 列细胞，成环排列，其中散在多个维管束。薄壁细胞中含众多的淀粉粒。

粉末灰绿色。淀粉粒类球形、半圆形、类三角形，直径 5～25μm，脐点点状、"人"字状。复粒由 2～4 分粒组成。草酸钙针晶散在或成束，长 50～85μm。螺纹导管及网纹导管直径约 50μm。

（2）取本品粉末 1g，加水 10ml，置 60℃ 水浴中温浸 30 分钟，放冷，滤过，取滤液 2ml 置具塞试管中，强力振摇，应产生持久性泡沫。

（3）取本品粉末 2g，加甲醇 20ml，超声处理 30 分钟，滤过，滤液浓缩至约 1ml，作为供试品溶液。另取水田七对照药材 2g，同法制成对照药材溶液。照薄层色谱法（《中国药典》2020 年版通则 0502）试验，吸取上述两种溶液各 5μl，分别点于同一硅胶 G 薄层板上，以三氯甲烷－甲醇－丙酮（9：1：1）为展开剂，展开，取出，晾干，喷以 10% 硫酸乙醇溶液，在 105℃ 加热至斑点显色清晰。供试品色谱中，在与对照药材色谱相应的位置上，显相同颜色的斑点。置紫外光灯（365nm）下检视，供试品色谱中，在与对照药材色谱相应的位置上，显相同颜色的荧光斑点。

【检查】水分　不得过 15.0%（《中国药典》2020 年版通则 0832 第二法）。

总灰分　不得过 5.0%（《中国药典》2020 年版通则 2302）。

酸不溶性灰分　不得过 1.5%（《中国药典》2020 年版通则 2302）。

【浸出物】照醇溶性浸出物测定法（《中国药典》2020 年版通则 2201）项下的热浸法测定，用 50% 乙醇作溶剂，不得少于 8.5%。

【性味与归经】苦、微甘，凉；有小毒。归肺、肝经。

【功能与主治】清热解毒，祛痰止咳，理气止痛，散瘀止血。用于感冒发热，痰热咳嗽，百日咳，脘腹胀痛，泻痢腹痛，消化不良，小儿疳积，肝炎，咽喉肿痛，牙痛，疟腮，瘰疬，疮肿，烧烫伤，带状疱疹，跌打损伤，外伤出血。

【用法与用量】9 ～ 15g。外用适量，研粉调敷。

【贮藏】置干燥处。

【药材标准】《广西壮族自治区壮药质量标准（第二卷）》《广西壮族自治区瑶药材质量标准（第一卷）》。

水河剑

Shuihejian

DIPLAZII LANCEI HERBA

【来源】本品为蹄盖蕨科植物单叶双盖蕨 *Diplazium lanceum*（Thunb.）C. Presl 的干燥全草。

【炮制】除去杂质，净制，切段，干燥。

【性状】本品呈段状。根状茎被棕色披针形鳞片。叶纸质，无毛，全缘，边缘干后向外微卷。叶脉明显，为 2～3 分叉。叶背分布有条形的孢子囊群，着生在侧脉的上侧，单一，偶有双生在同一脉的两侧。囊群盖同形，膜质。叶柄基部被棕色鳞片。气微，味微苦、涩。

【性味】微苦、涩，寒。

【功能与主治】凉血，止血，利尿通淋。用于目赤肿痛，尿路结石，热淋尿血。

【用法与用量】9～15g。

【贮藏】置阴凉干燥处。

【药材标准】《广西中药材标准（1990 年版）》。

水翁花

Shuiwenghua

CLEISTOCALYCIS FLOS

【来源】本品为桃金娘科植物水榕 *Cleistocalyx operculatus*（Roxb.）Merr. et Perry 的干燥花蕾。

【炮制】除去杂质，净制，干燥。

【性状】本品呈卵形或球形，两端尖，长 4～7mm，直径 2～4mm。萼筒倒钟形或杯形，棕色至棕黑色。花瓣 5 枚合生似帽状，浅棕黄色至棕黄色，外表皱缩，有 4 条以上纵向棱突起，除去帽状体，见重叠的雄蕊，花丝棕黑色，中央有一锥形花柱。质干硬。气微香，味苦。

【性味】苦，寒；有小毒。

【功能与主治】清热解毒，消滞，杀虫止痒。用于外感发热头痛，食滞不化，痢疾，泄泻，湿疹，癣，皮肤瘙痒。

【用法与用量】6～9g。

【贮藏】置干燥处。

【药材标准】《广西中药材标准（1990 年版）》。

牛大力

Niudali

MILLETTIAE SPECIOSAE RADIX

【来源】本品为豆科植物美丽崖豆藤 *Millettia speciosa* Champ. 的干燥块根。

【炮制】除去杂质，洗润，切厚片或切段，干燥。

【性状】本品呈长圆形或不规则的片状。外表皮黄褐色或淡黄色，外皮粗厚。切面黄白色至类白色，有放射状纹理，有裂隙。质硬，不易折断。气微，味甘。

【性味与归经】甘，平。归肝、肺经。

【功能与主治】舒筋活络，补虚润肺。用于腰腿痛，风湿痛，慢性肝炎，肺结核。

【用法与用量】10 ～ 15g。

【贮藏】置阴凉干燥处。

【药材标准】《广西中药材标准（1990年版）》《广西壮族自治区壮药质量标准（第一卷）》《广西壮族自治区瑶药材质量标准（第二卷）》。

牛白藤

Niubaiteng

HEDYOTIDIS HEDYOTIDEAE HERBA

【来源】本品为茜草科植物牛白藤 *Hedyotis hedyotidea*（DC.）Merr. 的干燥全草。

【炮制】除去杂质，净制，干燥；或洗润，切段或切片，干燥。

【性状】本品呈不规则的片块状及段状。根段偶见，外表面灰黄色至棕黄色，粗糙，有不规则深纵皱纹；质坚硬，不易折断；切面不平坦，皮部黄棕色，木部黄白色，有不规则菊花纹。茎为斜切的片或段，直径 0.3 ～ 3cm，外皮淡黄色或灰褐色，粗糙，有稍扭曲的浅沟槽及细纵纹；皮孔点状突起，常纵向排列成棱线，黄白色；质坚硬，不易折断；切面深黄色，木部宽广，有不规则菊花纹，中心有髓。叶多破碎，全缘，粗糙。气无，味微甘。

【性味与归经】甘、淡，凉。归肺、肝经。

【功能与主治】清热润肺，祛风活络，消肿解毒。用于中暑发热，感冒咳嗽，风湿骨痛，跌打损伤，皮肤瘙痒。

【用法与用量】15 ～ 30g。外用适量，煎水洗患处。

【贮藏】置干燥处。

【药材标准】《广西中药材标准（1990 年版）》《广西壮族自治区壮药质量标准（第一卷）》《广西壮族自治区瑶药材质量标准（第一卷）》。

牛尾菜

Niuweicai

SMILACIS RIPARIAE RADIX ET RHIZOMA

【来源】本品为百合科植物牛尾菜 *Smilax riparia* A. DC. 的干燥根及根茎。

【炮制】除去杂质，洗润，切段，干燥。

【性状】本品呈段状或不规则片块状。根茎表面灰棕色，粗糙，有的可见凹陷的茎痕或残留的藤茎。根直径 1 ～ 3mm，表面灰黄色或灰棕色，有纵皱纹及细小稀疏侧根，质坚韧不易折断，断面皮部黄白色，木部黄色。气微，味微甘、微辛。

【性味与归经】甘、苦，平。归肝、肺经。

【功能与主治】舒筋通络，补气活血，祛痰止咳。用于筋骨疼痛，气虚浮肿，跌打损伤，咳嗽吐血。

【用法与用量】15 ～ 30g。外用适量。

【贮藏】置干燥处，防霉。

【药材标准】《广西中药材标准（1990 年版）》《广西壮族自治区壮药质量标准（第一卷）》《广西壮族自治区瑶药材质量标准（第二卷）》。

毛瑞香

Maoruixiang

DAPHNES ATROCAULIS HERBA

【来源】本品为瑞香科植物毛瑞香 *Daphne kiusiana* Miq. var. *atrocaulis*（Rehd.）F. Maekawa 的干燥全株。

【炮制】除去杂质，净制，干燥；或洗润，切段或切厚片，干燥。

【性状】本品呈不规则的段状或块片状。根呈不规则块片或圆柱形段状，表面棕褐色或灰黄色，有黄色横长突起的皮孔，直径 0.5～4cm；质坚韧，不易折断；断面皮部纤维性强，似棉花状。茎枝呈圆柱形段状，表面棕褐色或棕红色，有纵皱纹、叶柄残基及横长皮孔，直径 0.3～2cm；质坚韧，难折断；断面皮部与木部分离，皮部纤维性强。叶薄革质，多皱缩破损，先端钝尖，基部楔形，全缘，主脉背面突出，表面光滑。气微，味辛辣。

【鉴别】（1）粉末灰白色。纤维较多，淡黄色，成束或分离，先端渐尖或圆钝，纤维壁多较薄，光滑，胞腔较大，微木化，少有壁凸起而胞腔较细的纤维，直径 8～22μm。淀粉粒较多，呈圆形、半圆形或马蹄形，单粒或复粒，脐点呈圆形、"人"字形或五星形，直径 3～13μm。导管为螺纹导管和具缘纹孔导管，直径 10～30μm。木栓细胞类方形或不规则形。

（2）取本品粉末 1g，加甲醇 20ml，超声处理 30 分钟，滤过，滤液作为供试品溶液。另取毛瑞香对照药材 1g，同法制成对照药材溶液。再取西瑞香素对照品，加甲醇制成每 1ml 含 0.2mg 的溶液，作为对照品溶液。照薄层色谱法（《中国药典》2020 年版通则 0502）试验，吸取上述 3 种溶液各 1～3μl，分别点于同一聚酰胺薄膜上，以冰醋酸－水（4：6）为展开剂，展开，取出，置紫外光灯（365nm）下检视。供试品色谱中，在与对照药材色谱和对照品色谱相应的位置上，显相同颜色的荧光斑点。

【检查】水分　不得过 13.0%（《中国药典》2020 年版通则 0832 第二法）。

总灰分　不得过 7.0%（《中国药典》2020 年版通则 2302）。

【浸出物】照醇溶性浸出物测定法（《中国药典》2020 年版通则 2201）项下的热浸法测定，用 60% 乙醇作溶剂，不得少于 9.0%。

【性味与归经】辛、苦，温；有小毒。归肺、脾经。

【功能与主治】祛风除湿，调经止痛，解毒。用于风湿骨痛，手足麻木，月经不调，闭经，产后风湿，跌打损伤，骨折，脱臼。

【用法与用量】3～15g。外用适量。

【贮藏】置通风干燥处。

【药材标准】《广西壮族自治区瑶药材质量标准（第一卷）》。

乌桕根

Wujiugen

TRIADICAE SEBIFERAE RADIX

【来源】本品为大戟科植物乌桕 *Triadica sebifera*（L.）Small 的干燥根。

【炮制】除去杂质，干燥；或洗润，切片，干燥。

【性状】本品呈类圆形、椭圆形或不规则块片状，直径 0.5 ～ 6cm，厚 0.5 ～ 1.6cm，表面浅黄棕色。有细纵皱纹，栓皮薄，易剥落。质硬，易折断。断面皮部较厚，黄褐色，木部淡黄白色。气微，味微苦、涩。

【鉴别】（1）本品粉末灰白色。淀粉粒多为单粒，直径 5 ～ 25μm，复粒由 2 ～ 3 个分粒组成。纤维多成束，单个直径 20 ～ 90μm，长梭形，胞腔线形，可见圆形纹孔，偶有分叉；晶鞘纤维多见。导管主要为具缘纹孔，直径 18 ～ 90μm。草酸钙簇晶偶见，直径 15 ～ 45μm，棱角短、钝。木栓细胞多角形。薄壁细胞中可见棕色体。

（2）取本品粉末 2g，加水 50ml，密塞，冷浸 24 小时，滤过，滤液蒸干，残渣加入甲醇 1ml 使溶解，作为供试品溶液。另取没食子酸对照品适量，加入甲醇制成每 1ml 含 1mg 的溶液，作为对照品溶液。照薄层色谱法（《中国药典》2020 年版通则 0502）试验，吸取上述两种溶液各 5μl，分别点于同一硅胶 G 薄层上，以三氯甲烷－乙酸乙酯－甲酸（12：8：3）为展开剂，展开，取出，晾干，喷以三氯化铁试液，加热至斑点显色清晰。供试品色谱中，在与对照品色谱相应的位置上，显相同的颜色的斑点。

【检查】水分　不得过 12.0%（《中国药典》2020 年版通则 0832 第二法）。

总灰分　不得过 4.5%（《中国药典》2020 年版通则 2302）。

酸不溶性灰分　不得过 1.1%（《中国药典》2020 年版通则 2302）。

【浸出物】照醇溶性浸出物测定法（《中国药典》2020 年版通则 2201）项下的热浸法测定，用稀乙醇作溶剂，不得少于 8.0%。

【性味与归经】苦，微温；有毒。归肺、肾、胃、大肠经。

【功能与主治】泻下逐水，消肿散结，解蛇虫毒。用于水肿，臌胀，便秘，癥瘕积聚，疔毒痈肿，湿疹，疥癣，毒蛇咬伤。

【用法与用量】12 ～ 20g。外用适量，煎水洗或研末调敷。

【注意】孕妇、体虚者及溃疡病患者禁服。

【贮藏】置阴凉干燥处，防蛀。

【药材标准】《广西壮族自治区壮药质量标准（第二卷）》。

六方藤

Liufangteng

CISSUS HEXANGULARIDIS CAULIS

【来源】本品为葡萄科植物翅茎白粉藤 *Cissus hexangularis* Thorel ex Planch. 的干燥藤茎。

【炮制】除去杂质，洗润，切片或切段，干燥。

【性状】本品为不规则的片或段，呈五至六棱形条状，直径 0.5～1.8cm，节上有托叶残基，嫩茎棱翅较明显。表面灰褐色或灰棕色，有纵皱纹。质坚韧。切面纤维性，皮薄，灰褐色；木部淡黄色，具放射状纹理。气微，味微苦、酸。

【鉴别】1）本品粉末灰绿色。草酸钙针晶较多，长 40～90μm。草酸钙簇晶直径 5～30μm。导管主为螺纹导管和具缘纹孔导管，直径 10～50μm。纤维较少，淡黄色，成束或散在，直径 12～23μm。薄壁细胞淡黄色。

（2）取本品粉末 2g，加 80% 乙醇 20ml，超声处理 30 分钟，滤过，滤液蒸干，残渣加乙醇 1ml 使溶解，作为供试品溶液。另取六方藤对照药材 2g，同法制成对照药材溶液。再取白藜芦醇对照品，加甲醇制成每 1ml 含 0.5mg 的溶液，作为对照品溶液。照薄层色谱法（《中国药典》2020 年版通则 0502）试验，吸取供试品溶液及对照药材溶液各 10μl，对照品溶液 2μl，分别点于同一硅胶 G 薄层板上，以三氯甲烷–乙酸乙酯–甲酸（6：4：0.2）为展开剂，展开，取出，晾干，喷以 5% 香草醛硫酸溶液，在 105℃ 加热至斑点显色清晰。供试品色谱中，在与对照药材色谱和对照品色谱相应的位置上，显相同颜色的斑点。

【检查】水分　不得过 13.0%（《中国药典》2020 年版通则 0832 第二法）。

总灰分　不得过 15.0%（《中国药典》2020 年版通则 2302）。

酸不溶性灰分　不得过 1.2%（《中国药典》2020 年版通则 2302）。

【浸出物】照水溶性浸出物测定法（《中国药典》2020 年版通则 2201）项下的热浸法测定，不得少于 16.0%。

【性味与归经】辛、微苦，凉。归肾经。

【功能与主治】祛风除湿，活血通络。用于风湿痹痛，腰肌劳损，跌打损伤。

【用法与用量】15～30g。外用适量，捣敷或水煎洗。

【贮藏】置干燥处。

【药材标准】《广西壮族自治区壮药质量标准（第二卷）》《广西壮族自治区瑶药材质量标准（第一卷）》。

六棱菊

Liulengju

LAGGERAE ALATAE HERBA

【来源】本品为菊科植物六棱菊 *Laggera alata*（D. Don）Sch. –Bip. ex Oliv. 的干燥全草。

【炮制】除去杂质，净制，切段，干燥。

【性状】本品呈长短不一的段状。老茎粗壮，直径 6～10mm，灰棕色，有不规则纵皱纹。枝条棕黄色，有皱纹及黄色腺毛。茎枝具翅 4～6 条，灰绿色至黄棕色，被有短腺毛。质坚而脆，断面中心有髓。叶互生，多破碎，灰绿色至黄棕色，被黄色短腺毛。气香，味微苦、辛。

【性味与归经】苦、辛，微温。归脾、肾经。

【功能与主治】祛风利湿，活血解毒。用于风湿性关节炎，闭经，肾炎水肿，感冒发热，痈疖肿毒，跌打损伤，烧烫伤，毒蛇咬伤，皮肤湿疹。

【用法与用量】10～15g。外用适量，煎水洗患处。

【贮藏】置阴凉干燥处。

【药材标准】《广西中药材标准（1990 年版）》《广西壮族自治区瑶药材质量标准（第二卷）》。

玉叶金花

Yuyejinhua

MUSSAENDAE RADIX ET RAMULUS

【来源】本品为茜草科植物玉叶金花 *Mussaenda pubescens* Ait. f. 的干燥根及茎。

【炮制】除去杂质，净制，干燥；或洗润，切段，干燥。

【性状】本品为不规则的段状。根呈圆柱形，直径 6 ～ 20mm，表面红棕色或淡绿色；质坚硬，不易折断，断面黄白色或淡黄色。茎呈圆柱形，直径 3 ～ 10mm。表面棕色或棕褐色，具细纵皱纹、点状皮孔及叶柄痕；质坚硬，不易折断，断面黄白色或淡黄绿色，髓部明显，白色。气微，味淡。

【鉴别】取本品粉末 1g，加甲醇 20ml，超声处理 30 分钟，滤过，滤液蒸干，残渣加甲醇 2ml 使溶解，作为供试品溶液。另取玉叶金花对照药材 1g，同法制成对照药材溶液。照薄层色谱法（《中国药典》2020 年版通则 0502）试验，吸取上述两种溶液各 5μl，分别点于同一硅胶 G 薄层板上，以乙酸丁酯 – 甲酸 – 水（7.5：2.5：2.5）的上层溶液为展开剂，展开，取出，晾干，置紫外光灯 365nm 下检视，供试品色谱中，在与对照药材色谱相应的位置上，显相同颜色的荧光主斑点。再喷以 1% 三氯化铁乙醇溶液与 1% 铁氰化钾溶液（1：1）混合溶液（临用新配），供试品色谱中，在与对照药材色谱相应的位置上，显相同颜色的主斑点。

【性味与归经】甘、微苦，凉。归肺经。

【功能与主治】清热利湿，解毒消肿。用于感冒，中暑，肠炎，肾炎水肿，咽喉肿痛，支气管炎。

【用法与用量】15 ～ 30g。外用适量。

【贮藏】置通风干燥处。

【药材标准】《广西中药材标准（1990 年版）》《广西壮族自治区壮药质量标准（第一卷）》《广西壮族自治区瑶药材质量标准（第一卷）》。

玉米须

Yumixu

MAYDIS STIGMA

【来源】本品为禾本科植物玉蜀黍 *Zea mays* L. 的干燥花柱和柱头。

【炮制】除去杂质，干燥。

【性状】本品呈绒状或须状，常集结成团。花柱淡黄色至棕红色，有光泽；柱头短，2裂。质柔软，气微，味微甜。

【鉴别】取本品5g，加乙醚50ml冷浸过夜，滤过，取滤液10ml，挥干，残渣用冰醋酸1ml使溶解，再加乙酸酐－浓硫酸（19：1）数滴，显黄色，随后变为红紫色，最后呈污绿色。

【性味】甘，平。

【功能与主治】利水消肿，降血压。用于肾性水肿，小便不利，湿热黄疸，高血压症。

【用法与用量】15～30g。

【贮藏】置干燥处，防霉，防蛀。

【药材标准】《中华人民共和国卫生部药品标准》中药材（第一册）。

玉郎伞

Yulangsan

MILLETTIAE PULCHRAE RADIX

【来源】本品为豆科植物疏叶崖豆 *Millettia pulchra* Kurz var. *laxior*（Dunn）Z. Wei 的干燥块根。

【炮制】除去杂质，净制，干燥；或洗润，切制，干燥。

【性状】本品呈椭圆形、类圆形或不规则块片，厚 4～8mm。切面黄白色，有的可见淡黄色至棕黄色树脂状分泌物，粉性。气微，味淡。

【性味与归经】甘、微辛，平。归肝、肾经。

【功能与主治】散瘀，消肿，止痛，宁神。用于跌打肿痛。

【用法与用量】15～25g。

【贮藏】置干燥处，防蛀。

【药材标准】《广西中药材标准（1990年版）》《广西壮族自治区壮药质量标准（第一卷）》《广西壮族自治区瑶药材质量标准（第二卷）》。

功劳叶

Gonglaoye

MAHONIAE FOLIUM

【来源】本品为小檗科植物阔叶十大功劳 *Mahonia bealei*（Fart.）Carr. 或同属植物的干燥叶。

【炮制】除去杂质，洗净，切碎，干燥。

【性状】本品呈长短不一的条状，革质，两面黄绿色至黄棕色；叶缘向下反卷，有的具锐刺；上表面可见明显叶脉，微有光泽，下表面主脉隆起。质脆。气微，味淡。

【鉴别】（1）本品叶主脉横切面：上下表皮各为1列细胞。栅栏细胞较短，2～3列。海绵组织疏松。中柱鞘纤维为数列细胞成环状排列。维管束2～7个，韧皮部成类三角形。

（2）取本品粉末2g，加70%乙醇20ml，振摇30分钟，滤过，滤液蒸干，残渣加盐酸溶液（1→50）10ml使溶解，滤过，滤液用氨试液调至碱性，加三氯甲烷10ml，振摇，分取三氯甲烷层，蒸干，残渣加盐酸溶液（1→50）5ml使溶解，滤过，取滤液分置3支试管中。一管中加碘化铋钾试液2滴，应即生成橙红色沉淀；一管中加碘化汞钾试液2滴，应即生成淡黄色沉淀；另一管中加硅钨酸试液2滴，即生成白色沉淀。

（3）取本品粉末2g，加甲醇20ml，振摇30分钟，滤过，滤液蒸干，残渣加甲醇2ml使溶解，作为供试品溶液。另取盐酸小檗碱对照品，加甲醇制成每1ml约含0.5mg的溶液，作为对照品溶液。照薄层色谱法（《中国药典》2020年版通则0502）试验，吸取上述两种溶液各5μl，分别点于同一硅胶G薄层板上，以苯－乙酸乙酯－甲醇－异丙醇－浓氨试液（6：3：1.5：1.5：0.5）为展开剂，置氨蒸气饱和的层析缸内，展开，取出，晾干，置紫外光灯（365nm）下检视。供试品色谱中，在与对照品色谱相应的位置上，显相同颜色的黄色荧光斑点。

【性味】苦，凉。

【功能与主治】清热补虚，止咳化痰。用于肺痨咳血，骨蒸潮热，头晕耳鸣，腰酸腿痛，心烦，目赤，感冒，湿疹，外伤感染，各种炎症。

【用法与用量】15～30g。外用适量。

【贮藏】置干燥处。

【药材标准】《广西中药材标准（第二册）》。

甘　草

Gancao

GLYCYRRHIZAE RADIX ET RHIZOMA

【来源】本品为豆科植物甘草 *Glycyrrhiza uralensis* Fisch.、胀果甘草 *Glycyrrhiza inflata* Bat. 或光果甘草 *Glycyrrhiza glabra* L. 的干燥根和根茎。

【炮制】**炒甘草**　取甘草，除去杂质，洗润，切制，干燥，照清炒法（《中国药典》2020 年版通则 0213），文火炒至断面颜色变深，微具焦斑，取出，放凉。

甘草炭　取甘草，净制，洗润，切制，干燥，照炒炭法（《中国药典》2020 年版通则 0213），武火炒至表面焦黑褐色，内部焦褐色，存性，出锅前用少量清水浇灭火星，炒干，取出，放凉。

【性状】**炒甘草**　本品呈类圆形或椭圆形的厚片。外表皮红棕色或灰棕色，具纵皱纹。切面黄白色至深黄色，微具焦斑，略显纤维性，有明显放射状纹理及形成层环。质坚实，具粉性。有焦香气，味甜而特殊。

甘草炭　本品呈类圆形或椭圆形的厚片。表面焦黑褐色。切面可见放射状纹理及形成层环。折断面焦褐色。质较坚实。略具焦香气，味微苦。

【鉴别】（1）**炒甘草**　粉末淡棕黄色或稍深。纤维成束，直径 8 ～ 14μm，壁厚，微木化，周围薄壁细胞含草酸钙方晶，形成晶纤维。草酸钙方晶多见。具缘纹孔导管较大，稀有网纹导管。木栓细胞红棕色，多角形，微木化。

甘草炭　粉末黑褐色。纤维成束，直径 8 ～ 14μm，壁厚，微木化，周围薄壁细胞含草酸钙方晶，形成晶纤维。草酸钙方晶多见。具缘纹孔导管较大。

（2）**炒甘草**　取粉末 1g，加乙醚 40ml，加热回流 1 小时，滤过，弃去醚液，药渣加甲醇 30ml，加热回流 1 小时，滤过，滤液蒸干，残渣加水 40ml 使溶解，用正丁醇提取 3 次，每次 20ml，合并正丁醇液，用水洗涤 3 次，弃去水液，正丁醇液蒸干，残渣加甲醇 5ml 使溶解，作为供试品溶液。另取甘草对照药材 1g，同法制成对照药材溶液。再取甘草酸单铵盐对照品，加甲醇制成每 1ml 含 2mg 的溶液，作为对照品溶液。照薄层色谱法（《中国药典》2020 年版通则 0502）试验，吸取上述三种溶液各 1 ～ 2μl，分别点于同一用 1% 氢氧化钠溶液制备的硅胶 G 薄层板上，以乙酸乙酯 – 甲酸 – 冰醋酸 – 水（15：1：1：2）为展开剂，展开，取出，晾干，喷以 10% 硫酸乙醇溶液，在 105℃加热至斑点显色清晰，置紫外光灯（365nm）下检视。供试品色谱中，在与对照药材色谱相应的位置上，显相同颜色的荧光斑点；在与对照品色谱相应的位置上，显相同的橙黄色荧光斑点。

【检查】**水分**　炒甘草、甘草炭　不得过 10.0%（《中国药典》2020 年版通则 0832

第二法）。

总灰分　炒甘草不得过 7.0%，甘草炭不得过 9.0%（《中国药典》2020年版通则2302）。

重金属及有害元素　照铅、镉、砷、汞、铜测定法（《中国药典》2020年版通则2321原子吸收分光光度法或电感耦合等离子体质谱法）测定，铅不得过 5mg/kg，镉不得过 1mg/kg，砷不得过 2mg/kg，汞不得过 0.2mg/kg，铜不得过 20mg/kg。

【含量测定】炒甘草　照高效液相色谱法（《中国药典》2020年版通则0512）测定。

色谱条件与系统适用性试验　以十八烷基硅烷键合硅胶为填充剂；以乙腈为流动相 A，0.05% 磷酸溶液为流动相 B，按下表中的规定进行梯度洗脱；检测波长为 237nm。理论板数按甘草苷峰计算应不低于 5000。

时间（分钟）	流动相 A（%）	流动相 B（%）
0～8	19	81
8～35	19→50	81→50
35～36	50→100	50→0
36～40	100→19	0→81

对照品溶液的制备　取甘草苷对照品、甘草酸铵对照品适量，精密称定，加 70% 乙醇分别制成每 1ml 含甘草苷 20μg、甘草酸铵 0.2mg 的溶液，即得（甘草酸重量 = 甘草酸铵重量 / 1.0207）。

供试品溶液的制备　取本品粉末（过三号筛）约 0.2g，精密称定，置具塞锥形瓶中，精密加入 70% 乙醇 100ml，密塞，称定重量，超声处理（功率 320W，频率 40kHz）30 分钟，放冷，再称定重量，用 70% 乙醇补足减失的重量，摇匀，滤过，取续滤液，即得。

测定法　分别精密吸取对照品溶液与供试品溶液各 10μl，注入液相色谱仪，测定，即得。

本品按干燥品计算，炒甘草含甘草苷（$C_{21}H_{22}O_9$）不得少于 0.20%，甘草酸（$C_{42}H_{62}O_{16}$）不得少于 1.0%。

【性味与归经】甘，平。归心、肺、脾、胃经。

【功能与主治】补脾益气，清热解毒，祛痰止咳，缓急止痛，调和诸药。用于脾胃虚弱，倦怠乏力，心悸气短，咳嗽痰多，脘腹、四肢挛急疼痛，痈肿疮毒，缓解药物毒性、烈性。

【用法与用量】2～10g。

【注意】不宜与海藻、京大戟、红大戟、甘遂、芫花同用。

【贮藏】置通风干燥处，防蛀。

【药材标准】《中国药典》2020年版一部。

艾　叶

Aiye

ARTEMISIAE ARGYI FOLIUM

【来源】本品为菊科植物艾 *Artemisia argyi* Levl. et Vant. 的干燥叶。

【炮制】**艾绒**　将艾叶捣成绒状，除去细梗、细粉。

炒艾叶　取净艾叶，置锅内，照清炒法（《中国药典》2020年版通则0213），用文火炒至外表微具焦斑，取出，放凉，筛去灰屑。

醋艾叶　取净艾叶，加醋拌匀，稍闷，置锅内，照清炒法（《中国药典》2020年版通则0213），用文火炒至微焦，取出，放凉。

每100kg艾叶，用醋15kg。

酒艾叶　取净艾叶，用酒喷润透，置锅内，照清炒法（《中国药典》2020年版通则0213），用文火炒干，取出，放凉。

每100kg艾叶，用酒20kg。

艾叶炭　取净艾叶，置锅内，照炒炭法（《中国药典》2020年版通则0213），用中火炒至外表呈焦黑色，喷淋适量清水，取出，晾干。

【性状】**艾绒**　茸毛状，无叶脉细梗，气清香，味苦。

炒艾叶　多皱缩、破碎，有短柄。完整叶片展平后呈卵状椭圆形，羽状深裂，裂片椭圆状披针形，边缘有不规则的粗锯齿；上表面灰绿色或深黄绿色，有稀疏的柔毛及腺点；下表面密生灰白色茸毛。质柔软。表面微具焦斑，略带焦香气，味苦。

醋艾叶　形同炒艾叶，表面微焦，有酸味。

酒艾叶　形同炒艾叶，有酒香味。

艾叶炭　形同炒艾叶，呈焦黑色，味苦、涩。

【鉴别】（1）**炒艾叶**　粉末绿褐色。非腺毛有两种：一种为"T"形毛，顶端细胞长而弯曲，两臂不等长，柄2～4细胞；另一种为单列性非腺毛，3～5细胞，顶端细胞特长而扭曲，常断落。腺毛表面观鞋底形，由4、6细胞相对叠合而成，无柄。草酸钙簇晶，直径3～7μm，存在于叶肉细胞中。

（2）**炒艾叶**　取本品粉末2g，加石油醚（60～90℃）25ml，置水浴上加热回流30分钟，滤过，滤液挥干，残渣加正己烷1ml使溶解，作为供试品溶液。另取艾叶对照药材1g，同法制成对照药材溶液。照薄层色谱法（《中国药典》2020年版通则0502）试验，吸取上述两种溶液各2～5μl，分别点于同一硅胶G薄层板上，以石油醚（60～90℃）-甲苯-丙酮（10∶8∶0.5）为展开剂，展开，取出，晾干，喷以1%香草醛硫酸溶液，在105℃加热至斑点显色清晰。供试品色谱中，在与对照药材色谱相应的位置上，显相同颜色的主斑点。

【鉴别】水分　炒艾叶　不得过 15.0%（《中国药典》2020 年版通则 0832 第四法）。

总灰分　炒艾叶　不得过 12.0%（《中国药典》2020 年版通则 2302）。

酸不溶性灰分　炒艾叶　不得过 3.0%（《中国药典》2020 年版通则 2302）。

【性味与归经】辛、苦，温；有小毒。归肝、脾、肾经。

【功能与主治】温经止血，散寒止痛；外用祛湿止痒。用于吐血，衄血，崩漏，月经过多，胎漏下血，少腹冷痛，经寒不调，宫冷不孕；外治皮肤瘙痒。

【炮制目的】醋炒入肝，能治心腹疼痛，痛经，安胎；酒炒温经散寒，调经止痛；炒炭则增强止血作用；艾绒用于灸治。

【用法与用量】3 ～ 9g。外用适量，供灸治或熏洗用。

【处方应付】写艾叶炭付艾叶炭，写醋艾叶付醋艾叶，写酒艾叶付酒艾叶，写艾绒付艾绒，写炒艾叶付炒艾叶。

【贮藏】置阴凉干燥处。

【药材标准】《中国药典》2020 年版一部。

古羊藤

Guyangteng

STREP TOCAULI RADIX

【来源】本品为萝藦科植物马连鞍 *Streptocaulon griffithii* Hook. f. 的干燥根。

【炮制】除去杂质，洗净，稍润，切片，干燥。

【性状】本品呈类圆形或椭圆形的片或斜切片。栓皮表面灰褐色或棕黄色，有明显的纵皱纹及小瘤状突起。质坚硬，切面有粉性，皮部较厚，灰黄色，可与木部分离。木部淡黄色，约占横切面的 3/5，射线纤细，放射状；导管显著，呈小孔状。气微，味苦。

【鉴别】粉末淡黄色。石细胞众多，呈方圆形、长方形及不规则形，单个或成群存在，孔沟明显。导管以具缘纹孔导管为主，直径 30～80μm。纤维成束或单个散在，壁厚。草酸钙方晶多面形。淀粉粒单粒或 2～3 复粒，呈椭圆形、圆形、鸟嘴形或不规则形。乳汁管碎片稍弯曲，内含淡黄色分泌物。

【性味与归经】苦、微甘，凉；有小毒。归肺、胃、肝经。

【功能与主治】清热解毒，散瘀止痛。用于感冒发热，泄泻，痢疾，胃痛，跌打肿痛。

【用法与用量】3～6g。

【注意】虚寒者忌用。本品种子和叶有毒，误食可引起头晕、腹痛。

【贮藏】置干燥处，防蛀。

【药材标准】《广西中药材标准（1990 年版）》。

石上柏

Shishangbai

SELAGINELLAE HERBA

【来源】本品为卷柏科植物深绿卷柏 *Selaginella doederleinii* Hieron. 或江南卷柏 *Selaginella moellendorffii* Hieron. 的干燥全草。

【炮制】除去杂质，净制，切段，干燥。

【性状】本品呈切碎的段状。茎、叶混合，根较少，须根被灰白色茸毛。主茎类扁形或略呈圆柱形，黄绿色。叶二形，背腹各2列；叶多卷曲，上表面黄绿色，下表面淡灰绿色，展平后，背叶（侧叶）卵状矩圆形或卵圆状三角形，先端钝或具短尖，边缘具微齿或下缘全缘；腹叶（中叶）斜卵圆形，龙骨状或微呈龙骨状，先端锐尖，边缘具微齿和膜质白边。孢子囊穗四棱形。气微，味淡。

【性味与归经】甘，平。归肺、大肠经。

【功能与主治】清热解毒，抗癌，止血。用于癌症，肺炎，急性扁桃体炎，眼结膜炎，乳腺炎。

【用法与用量】10～30g。外用适量，研粉调香油涂患处。

【贮藏】置干燥处。

【药材标准】《广西中药材标准（1990年版）》《广西壮族自治区壮药质量标准（第二卷）》《广西壮族自治区瑶药材质量标准（第二卷）》。

石崖茶

Shiyacha

ADINANDRAE NITIDAE FOLIUM

【来源】本品为山茶科植物亮叶杨桐 *Adinandra nitida* Merr. ex H. L. Li 的干燥叶。

【炮制】除去杂质，切碎，干燥。

【性状】本品呈碎片状。上表面棕褐色，平滑有光泽；下表面黄绿色，叶中脉在上表面稍凸，在下表面凸起；有时可见叶柄，长 1 ～ 1.5cm。边缘具疏细齿。革质，微卷曲。气微香，味微苦。

【鉴别】本品横切面：上下表皮细胞 1 列，外被角质层。栅栏组织通过主脉，栅栏细胞 3 ～ 4 列，呈短圆柱形，长 26 ～ 45μm。海绵组织约占叶肉组织的一半；主脉维管束呈"V"字形，周围有纤维环绕。石细胞分枝状或多角形，直径 40 ～ 66μm，壁厚，孔沟明显。薄壁细胞内可见草酸钙簇晶，直径 8 ～ 31μm。

【检查】水分　不得过 13.0%（《中国药典》2020 年版通则 0832 第二法）。

总灰分　不得过 10.0%（《中国药典》2020 年版通则 2302）。

【浸出物】照水溶性浸出物测定法（《中国药典》2020 年版通则 2201）项下的热浸法测定，取浸出液离心 10 分钟（转速为每分钟 5000 转），依法测定，不得少于 15.0%。

【含量测定】照高效液相色谱法（《中国药典》2020 年版通则 0512）测定。

色谱条件与系统适用性试验　以十八烷基硅烷键合硅胶为填充剂；乙腈 –0.1% 磷酸（20 ∶ 80）为流动相；检测波长 254nm。理论板数以槲皮苷计算应不低于 3000。

对照品溶液的制备　精密称取槲皮苷对照品适量，加甲醇制成每 1ml 含 20μg 的溶液，即得。

供试品溶液的制备　取本品粉末 0.2g，精密称定，置具塞锥形瓶中，精密加入 50% 甲醇 50ml，称定重量，加热回流 1 小时，放冷，再称定重量，用 50% 甲醇补足缺失的重量，摇匀，滤过，即得。

测定法　分别精密吸取对照品溶液和供试品溶液各 10μl，注入液相色谱仪，测定，即得。

本品按干燥品计算，含槲皮苷（$C_{21}H_{20}O_{11}$）不得少于 0.25%。

【性味与归经】甘、微苦，凉。归肝、胆、胃经。

【功能与主治】清热解毒，护肝明目，健胃消食。用于目赤肿痛，目暗干涩，视物昏花，风热头痛，痈疮肿毒，黄疸，纳呆食少。

【用法与用量】10 ～ 30g。

【贮藏】置干燥处。

【药材标准】《广西壮族自治区壮药质量标准（第二卷）》。

叶下珠

Yexiazhu

PHYLLANTHI URINARIAE HERBA

【来源】本品为大戟科植物叶下珠 *Phyllanthus urinaria* Linn. 的干燥全草。

【炮制】除去杂质，净制，切段，干燥。

【性状】本品呈不规则的段状。根茎外表浅棕色，须根多数，浅灰棕色。茎粗 2～3mm，表面灰棕色、灰褐色或棕红色，常有纵皱，质脆易断，切面中空，分枝有不甚明显的膜翅状脊线。叶片灰绿色，皱缩，薄而小，长椭圆形，尖端有短突尖，基部圆形或偏斜，边缘有白色短毛，易脱落。花细小，多已干缩。果实黄棕色，有的带有三棱状扁球形，其表面有鳞状凸起，常 6 纵裂。气微香，味微苦。

【性味与归经】甘、苦，凉。归肝、肺经。

【功能与主治】平肝清热，利水解毒。用于肠炎，痢疾，传染性肝炎，肾炎水肿，尿道感染，小儿疳积，火眼目翳，口疮头疮，无名肿毒。

【用法与用量】15～30g。外用适量，捣烂敷患处。

【贮藏】置阴凉干燥处。

【药材标准】《广西中药材标准（1990 年版）》《广西壮族自治区壮药质量标准（第二卷）》《广西壮族自治区瑶药材质量标准（第二卷）》。

四方木皮

Sifangmupi

SARACAE CORTEX

【来源】本品为豆科植物中国无忧花 *Saraca dives* Pierre 的干燥树皮。

【炮制】除去杂质，洗润，切小块或切丝，干燥。

【性状】本品呈块状或丝状，长短不一，外表面粗糙，红棕色或棕褐色，老皮常有不规则黄褐色斑块，内表面红棕色，有细纵纹。质稍韧，可折断，断面内层纤维性较强。气微，味微苦涩。

【性味与归经】苦、涩，平。归肝、脾经。

【功能与主治】祛风除湿，消肿止痛。用于风湿骨痛，跌打肿痛。

【用法与用量】15～30g，或浸酒。外用适量，研末调酒炒热敷患处。

【贮藏】置通风干燥处。

【药材标准】《广西中药材标准（1990年版）》《广西壮族自治区壮药质量标准（第一卷）》。

四方藤

Sifangteng

CISSUS PTEROCLADAE CAULIS

【来源】本品为葡萄科植物翼茎白粉藤 *Cissus pteroclada* Hayata 的干燥藤茎。

【炮制】净制，干燥。

【性状】本品呈四棱形段状，直径0.3～1.6cm，有的节上有托叶残基，嫩茎段棱翅较明显。表面灰棕色或灰褐色，略粗糙，有纵皱纹。质坚韧，不易折断，断面纤维性。皮部薄，棕红色或灰褐色。木部淡黄色至灰黄色，针孔呈放射状排列。髓部近方形。气微，味微苦、酸。

【鉴别】本品横切面：表皮细胞一列或残存，木栓细胞数列。栓内层有石细胞散在。中柱鞘纤维束环状，形成层不明显。导管直径30～250μm。薄壁细胞富含淀粉粒，可见棕黄色分泌物、含草酸钙簇晶及草酸钙针晶束。

粉末淡棕红色。草酸钙针晶成束或散在，长40～80μm，草酸钙簇晶直径15～40μm。淀粉粒单个散在或多个相聚，直径5～20μm。石细胞黄色，类方形、长圆形或不规则形，直径40～200μm。网纹或具缘纹孔导管多见。纤维浅黄色，壁厚，成束或分离。木栓细胞黄色，表面观呈多角形或类方形。

（2）取本品粉末1g，加甲醇20ml，超声处理30分钟，滤过，滤液作为供试品溶液。另取岩白菜素对照品，加甲醇制成每1ml含0.4mg的溶液，作为对照品溶液。照薄层色谱法（《中国药典》2020年版通则0502）试验，吸取供试品溶液各1～5μl、对照品溶液1μl，分别点于同一硅胶G薄层板上，以三氯甲烷－乙酸乙酯－甲醇（2.5：2：1）为展开剂，展开，取出，晾干，喷以2%三氯化铁-2%铁氰化钾（1：1）混合溶液，热风吹至斑点显色清晰。供试品色谱中，在与对照品色谱相应的位置上，显相同颜色的斑点。

【检查】水分　不得过15.0%（《中国药典》2020年版通则0832第二法）。

总灰分　不得过7.0%（《中国药典》2020年版通则2302）。

【浸出物】照水溶性浸出物测定法（《中国药典》2020年版通则2201）项下的热浸法测定，不得少于15.0%。

【含量测定】照高效液相色谱法（《中国药典》2020年版通则0512）测定。

色谱条件与系统适用性试验　以十八烷基硅烷键合硅胶为填充剂；以甲醇－水（22：78）为流动相；检测波长为286nm。理论板数按岩白菜素峰计算应不低于3000。

对照品溶液的制备　取岩白菜素对照品适量，精密称定，加流动相制成每1ml含40μg的溶液，即得。

供试品溶液的制备　取本品粉末（过三号筛）0.1g，精密称定，置具塞锥形瓶中，精密加入流动相 25ml，称定重量，超声处理（功率 320W，频率 40kHz）30 分钟，放冷，再称定重量，用流动相补足减失的重量，摇匀，滤过，取续滤液，即得。

　　测定法　分别精密吸取对照品溶液和供试品溶液各 10μl，注入液相色谱仪，测定，即得。

　　本品按干燥品计算，含岩白菜素（$C_{14}H_{16}O_9$）不得少于 1.0%。

　　【性味与归经】辛、微苦，平。归肝经。

　　【功能与主治】祛风除湿，活血通络。用于风湿痹痛，腰肌劳损，肢体麻痹，跌打损伤。

　　【用法与用量】10 ～ 30g。外用适量，捣敷。

　　【贮藏】置干燥处。

　　【药材标准】《广西壮族自治区壮药质量标准（第二卷）》《广西壮族自治区瑶药材质量标准（第一卷）》。

仙人掌

Xianrenzhang

OPUNTIAE HERBA

【来源】本品为仙人掌科植物仙人掌 *Opuntia dillenii*（Ker Gawl.）Haw. 的干燥地上部分。

【炮制】除去杂质，净制，切段，干燥。

【性状】本品为段或不规则块片。表面灰绿色至黄棕色，具多数因削除小瘤体上的利刺和刺毛而残留的痕迹。质松脆，易折断，断面略呈粉性，灰绿色、黄绿色至黄棕色。气微，味酸。

【鉴别】取本品粉末 2g，加乙醇 25ml，加热回流 1 小时，滤过，滤液蒸干，残渣加甲醇 1ml 使溶解，作为供试品溶液。另取仙人掌对照药材 2g，同法制成对照药材溶液。照薄层色谱法（《中国药典》2020 年版通则 0502）试验，吸取上述两种溶液各 2µl，分别点于同一硅胶 G 薄层板上，以三氯甲烷 – 甲醇 – 甲酸（9：1：1滴）为展开剂，展开，取出，晾干，喷以三氯化铝试液，置紫外光灯（365nm）下检视。供试品色谱中，在与对照药材色谱相应的位置上，显相同颜色的荧光斑点。

【性味与归经】苦、寒。归胃经。

【功能与主治】行气活血，清热解毒。用于心胃气痛，痞块，痢疾，肝炎，胃痛，结膜炎，痔血，咳嗽，喉痛，肺痈，乳痈，疔疮，烫火伤，蛇伤。

【用法与用量】10 ～ 20g。外用适量，研末调敷。

【注意】仙人掌汁入目，可致失明。

【贮藏】置通风干燥处，防潮。

【药材标准】《广西中药材标准（第二册）》《广西壮族自治区壮药质量标准（第二卷）》。

白 术 广西壮族自治区中药饮片炮制规范（2022年版）

白 术

Baizhu

ATRACTYLODIS MACROCEPHALAE RHIZOMA

【来源】本品为菊科植物白术 *Atractylodes macrocephala* Koidz. 的干燥根茎。

【炮制】**蒸白术** 除去杂质，用水浸泡至透心，洗净，照蒸法（《中国药典》2020年版通则0213），蒸至外黑，内呈棕褐色，干燥至外干内润，切厚片，干燥。

土炒白术 取灶心土细粉，置锅内炒至呈灵活状态时加入白术片，用中火炒至表面挂有土色，取出，筛去土，放凉。

焦白术 取生白术片，置锅内，照清炒法（《中国药典》2020年版通则0213），用中火炒至焦黄色，取出，放凉。

【性状】**蒸白术** 本品呈不规则的厚片。外表皮黑褐色至黑色，切面棕褐色，质稍坚韧。气微，味甘，微辛。

土炒白术 本品呈不规则厚片。表面呈黄色，有焦斑，附有细土末。

焦白术 本品呈不规则厚片。表面呈焦黄色，有焦香气，体松脆。

【鉴别】**蒸白术** 取本品粉末0.5g，加正己烷2ml，超声处理15分钟，滤过，取滤液作为供试品溶液。另取白术对照药材0.5g，同法制成对照药材溶液。照薄层色谱法（《中国药典》2020年版通则0502）试验，吸取上述两种溶液各10μl，分别点于同一硅胶G薄层板上，以石油醚（60～90℃）-乙酸乙酯（50：1）为展开剂，展开，取出，晾干，喷以5%香草醛硫酸溶液，加热至斑点显色清晰。供试品色谱中，在与对照药材色谱相应的位置上，显相同颜色的斑点，并应有一桃红色主斑点（苍术酮）。

【检查】**水分** **蒸白术** 不得过15.0%（《中国药典》2020年版通则0832第二法）。

总灰分 **蒸白术** 不得过5.0%（《中国药典》2020年版通则2302）。

二氧化硫残留量 **蒸白术** 照二氧化硫残留量测定法（《中国药典》2020年版通则2331）测定，不得过400mg/kg。

色度 **蒸白术** 取本品最粗粉1g，精密称定，置具塞锥形瓶中，加55%乙醇200ml，用稀盐酸调节pH值至2～3，连续振摇1小时，滤过，吸取滤液10ml，置比色管中，照溶液颜色检查法（《中国药典》2020年版通则0901第一法）试验，与黄色10号标准比色液比较，不得更深。

【浸出物】**蒸白术** 照醇溶性浸出物测定法（《中国药典》2020年版通则2201）项下的热浸法测定，用60%乙醇作溶剂，不得少于35.0%。

【性味与归经】苦、甘，温。归脾、胃经。

· 68 ·

　　【**功能与主治**】健脾益气，燥湿利水，止汗，安胎。用于脾虚食少，腹胀泄泻，痰饮眩悸，水肿，自汗，胎动不安。

　　【**用法与用量**】6 ～ 12g。

　　【**贮藏**】置阴凉干燥处，防蛀。

　　【**药材标准**】《中国药典》2020 年版一部。

白花丹

Baihuadan

PLUMBAGINIS HERBA

【来源】本品为白花丹科植物白花丹 *Plumbago zeylanica* L. 的干燥全草。

【炮制】除去杂质，洗净，润透，切段，干燥。

【性状】本品主根略弯曲，表面灰褐色或棕红色。茎圆柱形，直径 2～6mm，表面淡褐色或黄绿色，具细纵棱；节明显，质硬，易折断，断面皮部呈纤维状，淡棕黄色，中间髓部淡黄白色或白色，质松。叶片皱缩、破碎，多已脱落，完整叶展平后呈卵形或卵状长圆形，长 4～6cm，宽 3～5cm，淡绿色或黄绿色。花序穗状，顶生或腋生，花序轴有腺体；萼管有腺毛；花冠淡黄棕色。气微，味辛辣。

【鉴别】（1）本品茎横切面：表皮细胞 1 列，外被角质层，内侧具厚角细胞 2～3 列，棱角隅处多达 6～8 列。维管束外韧型，中柱鞘纤维 3～6 列呈波状排列成环；木质部导管单个或数个成群径向排列。髓部薄壁细胞呈长卵圆形。

（2）取本品粗粉 2g，加乙醇 20ml，加热回流 30 分钟，滤过，滤液挥干，残渣加无水乙醇 2ml 使溶解，作为供试品溶液。另取白花丹对照药材 2g，同法制成对照药材溶液。照薄层色谱法（《中国药典》2020 年版通则 0502）试验，吸取上述两种溶液 5～10μl，分别点于同一硅胶 G 薄层板上，以石油醚 - 乙酸乙酯 - 甲酸（30：19：1）为展开剂，展开，取出，晾干，置紫外光灯（365nm）下检视。供试品色谱中，在与对照药材色谱相应的位置上，显相同颜色的荧光斑点。

【性味与归经】辛、苦、涩，温；有毒。归肺、肝经。

【功能与主治】祛风，散瘀，解毒，杀虫。用于风湿性关节疼痛，慢性肝炎，肝区疼痛，血瘀经闭，跌打损伤，肿毒恶疮，疥癣，肛周脓肿，急性淋巴腺炎，乳腺炎，蜂窝组织炎，瘰疬未溃。

【用法与用量】10～15g。外用适量，煎水洗、捣敷或涂搽患处。

【注意】内服须久煎 3～4 小时以上；外敷一般不宜超过 30 分钟，局部有灼热感即除去。孕妇忌服。

【贮藏】置干燥处。

【药材标准】《广西中药材标准（1990 年版）》《广西壮族自治区壮药质量标准（第一卷）》《广西壮族自治区瑶药材质量标准（第一卷）》。

白 英

Baiying

SOLANI LYRATI HERBA

【来源】本品为茄科植物白英 *Solanum lyratum* Thunb. 的干燥全草。

【炮制】除去杂质，净制，切段，干燥。

【性状】本品为长短不一的段。根段圆柱形，稍弯曲，直径 2～8mm，浅棕黄色。茎段圆柱形，直径 2～8mm，老茎灰黄色，光滑，有的具纵裂纹；嫩枝段灰绿色，被柔毛。质硬而脆，断面纤维性，黄白色或淡绿色，中央成空洞。叶破碎，碎片密被柔毛，棕绿或灰绿色，叶柄长 2～4cm。聚伞花序梗曲折状。果实球形，黄色或棕黄色，直径 5～7mm；种子扁圆形。气微，味淡。

【鉴别】（1）本品茎横切面：表皮细胞长方形，外侧有角质层及非腺毛，内侧或有数列木栓细胞。皮层为数列细胞，中柱鞘纤维单个散在或数个相连接呈断续的环带；维管束双韧型，韧皮部较薄，草酸钙砂晶散在；形成层明显。木质部较宽，导管径向排列。髓部细胞排列疏松，多中空。

（2）取本品粗粉 2g，加乙醇 20ml，加热回流 30 分钟，滤过，滤液蒸干，残渣加甲醇 2ml 使溶解，作为供试品溶液。另取白英对照药材 2g，同法制成对照药材溶液。照薄层色谱法（《中国药典》2020 年版通则 0502）试验，吸取上述两种溶液各 5～10μl，分别点于同一硅胶 G 薄层板上，以三氯甲烷 – 乙酸乙酯（5∶1）为展开剂，展开，取出，晾干，喷以 10% 硫酸乙醇溶液，在 105℃加热至斑点显色清晰。供试品色谱中，在与对照药材色谱相应的位置上，显相同颜色的斑点。

【性味与归经】甘、苦，寒；有小毒。归肝、胆经。

【功能与主治】清热利湿，解毒消肿。用于疟疾，黄疸，水肿，淋病，风湿关节痛，胆囊炎，癌症，子宫糜烂，白带，丹毒，疔疮。

【用法与用量】10～15g，煎汤或浸酒。外用适量，煎水洗，捣敷或捣汁涂患处。

【注意】体虚无湿热者忌用。

【贮藏】置干燥处。

【药材标准】《广西中药材标准（第二册）》《广西壮族自治区壮药质量标准（第二卷）》《广西壮族自治区瑶药材质量标准（第二卷）》。

白背叶

Baibeiye

MALLOTI APELTAE FOLIUM

【来源】本品为大戟科植物白背叶 *Mallotus apelta*（Lour.）Muell. Arg. 的干燥叶。

【炮制】除去杂质，净制，切碎，干燥。

【性状】本品呈丝片状，皱缩、破碎，上表面绿色或黄绿色，下表面灰白色或白色。上表面近无毛，下表面被星状毛，质脆。气微香，味微苦、辛。

【鉴别】（1）粉末灰绿色。具众多星状毛，基部为 1 ～ 4 个细胞，上部为 11 ～ 21 个单细胞分叉，每分叉长 90 ～ 200μm，直径 6 ～ 11μm，先端渐尖。细胞壁薄。栅栏细胞 1 列，长 19 ～ 30μm。纤维长而多折断，直径 21 ～ 28μm；气孔直径为 22 ～ 24μm；副卫细胞 2 ～ 4 个，不定式。

（2）取本品粉末 1g，加乙醇 10ml，振摇 10 分钟，滤过，取滤液 2ml，加水 1ml 置分液漏斗中，加等量石油醚（60 ～ 90℃）振摇，分取乙醇液 1ml，加三氯化铁试液 1 滴，即显蓝绿色。

（3）取本品粉末 2g，加石油醚（60 ～ 90℃）20ml，加热回流 10 分钟，滤过，滤液蒸干，残渣加三氯甲烷 1ml 使溶解，作为供试品溶液。另取白背叶对照药材 2g，同法制成对照药材溶液。照薄层色谱法（《中国药典》2020 年版通则 0502）试验，吸取上述两种溶液各 5 ～ 10μl，分别点于同一硅胶 G 薄层板上，以石油醚（60 ～ 90℃）– 三氯甲烷（1：1）为展开剂，展开，取出，晾干，喷以 5% 磷钼酸溶液，在 105℃烘约 5 分钟。供试品色谱中，在与对照药材色谱相应的位置上，显相同颜色的斑点。

【性味与归经】苦、涩，平。归胃、肝、肾经。

【功能与主治】清热，解毒，利湿，止痛，止血。用于淋浊，胃痛，口疮，溃疡，跌打损伤，蛇咬伤，外伤出血。

【用法与用量】5 ～ 10g。外用适量，研末撒或煎水洗患处。

【贮藏】置干燥处。

【药材标准】《广西中药材标准（第二册）》《广西壮族自治区壮药质量标准（第一卷）》《广西壮族自治区瑶药材质量标准（第一卷）》。

白背叶根

Baibeiyegen

MALLOTI APELTAE RADIX ET RHIZOMA

【来源】本品为大戟科植物白背叶 *Mallotus apelta*（Lour.）Muell. Arg. 的干燥根及根茎。

【炮制】除去杂质，洗净，润透，切片，干燥。

【性状】本品呈不规则片状，大小不一。切面黄白色至棕黄色，木质部细密，花纹不明显。无臭，味苦、微涩。

【鉴别】（1）取本品粉末 2g，加乙醇 20ml，加热回流 10 分钟，滤过，取滤液 2ml，加三氯化铁试液 1 滴，即显绿色。

（2）取本品粗粉 2g，加乙醇 10ml，振摇 20 分钟，滤过，滤液蒸干，残渣加甲醇 2ml 使溶解，作为供试品溶液。另取白背叶根对照药材 2g，同法制成对照药材溶液。照薄层色谱法（《中国药典》2020 年版通则 0502）试验，吸取上述两种溶液各 5～10μl，分别点于同一硅胶 G 薄层板上，以甲苯－三氯甲烷－甲醇（8：2：2）为展开剂，展开，取出，晾干，喷以 10% 硫酸乙醇溶液，在 105℃烘约 5 分钟。供试品色谱中，在与对照药材色谱相应的位置上，显相同颜色的斑点。

【性味与归经】微涩、微苦，平。归肝、脾、肾经。

【功能与主治】清热利湿，固脱，消瘀。用于肝炎，脾肿大，白带，淋浊，子宫下垂，产后风瘫，肠炎，脱肛，疝气，赤眼，喉蛾，耳内流脓。

【用法与用量】15～30g。外用适量。

【贮藏】置干燥处。

【药材标准】《广西中药材标准（第二册）》《广西壮族自治区壮药质量标准（第三卷）》。

半边旗

Banbianqi

PTERIS SEMIPINNATAE HERBA

【来源】本品为凤尾蕨科植物半边旗 *Pteris semipinnata* Linn. 的干燥全草。

【炮制】除去杂质，净制，切段，干燥。

【性状】本品呈切碎的段状。根状茎呈圆柱形，直径 0.3 ～ 1cm，具密生披针形鳞片与丛生须根；质脆，断面不平整；木质部类白色，呈间断环状排列；皮部黑褐色。根呈圆柱形，黑褐色，纤细，多碎断。叶柄红褐色，具四棱；叶片多破碎卷曲，革质或近纸质；侧生羽片上侧仅有一条阔翅，下侧羽状深裂，不育叶叶缘具软骨质刺尖头，其小脉常达锯齿基部；顶生羽片少见，阔披针形，深羽裂几达叶轴。气微，味淡。

【鉴别】（1）本品粉末灰黄色或灰绿色。叶表皮细胞垂周壁波状弯曲。鳞片碎片黄棕色或红棕色，细胞长条形或不规则形。纤维束黄色至红棕色，直径 8 ～ 15μm，壁厚，孔沟不明显。管胞螺纹、梯纹或网纹，直径 10 ～ 45μm。淀粉粒单粒或多个聚集成团，近圆形或不规则形，脐点呈点状或短缝状，层纹不明显。

（2）取本品粉末 2g，加乙酸乙酯 25ml，超声处理 30 分钟，滤过，滤液置水浴上蒸干，残渣加甲醇 1ml 使溶解，作为供试品溶液。另取半边旗对照药材 2g，同法制成对照药材溶液。照薄层色谱法（《中国药典》2020 年版通则 0502）试验，吸取上述两种溶液各 5μl，分别点于同一硅胶 G 薄层板上，以石油醚（60 ～ 90℃）–丙酮–冰醋酸（7 ：3 ：0.05）为展开剂，展开，取出，晾干喷以 10% 硫酸乙醇溶液，在 105℃加热至斑点显色清晰，日光下检视。供试品色谱中，在与对照药材色谱相应的位置上，显相同颜色的主斑点。

【检查】水分　不得过 13.0%（《中国药典》2020 年版通则 0832 第二法）。

总灰分　不得过 15.7%（《中国药典》2020 年版通则 2302）。

酸不溶性灰分　不得过 10.0%（《中国药典》2020 年版通则 2302）。

【浸出物】照醇溶性浸出物测定法（《中国药典》2020 年版通则 2201）项下的热浸法测定，用 70% 乙醇作溶剂，不得少于 12.5%。

【性味与归经】苦、辛，凉。归肝、大肠经。

【功能与主治】清热利湿，凉血止血，解毒消肿。用于泄泻，痢疾，黄疸，目赤肿痛，牙痛，吐血，痔疮出血，外伤出血，跌打损伤，皮肤瘙痒，毒蛇咬伤。

【用法与用量】9 ～ 15g。外用适量，捣敷、研末撒患处或水煎熏洗。

【贮藏】置干燥处。

【药材标准】《广西壮族自治区壮药质量标准（第二卷）》。

半枫荷

Banfenghe

SEMILIQUIDAMBARIS HERBA

【来源】本品为金缕梅科植物金缕半枫荷 *Semiliquidambar cathayensis* H. T. Chang 的干燥地上部分。

【炮制】除去杂质，洗润，切片或切段，干燥。

【性状】本品呈不规则厚片状或段状。表皮灰绿色或灰褐色，常有灰白色斑块；嫩枝表面灰褐色至暗紫褐色，具不规则裂纹和点状皮孔。质坚硬，切面皮部淡棕红色，木部黄白色至棕黄色，髓部小，深棕色。叶多破碎，边缘腺齿，揉之有枫叶香气。气微，味甘、淡。

【鉴别】（1）粉末灰褐色。纤维单个散在或成束，壁厚薄不一，直径 8 ～ 25μm。石细胞类圆形或不定形，胞腔明显。草酸钙簇晶或方晶散在，直径 12 ～ 45μm。导管多为具缘纹孔导管，直径 22 ～ 55μm。不规则棕色块多见。

（2）取本品粉末 2g，加甲醇 50ml，超声处理 60 分钟，滤过，滤液蒸干，残渣加甲醇 1ml 使溶解，作为供试品溶液。另取半枫荷对照药材 2g，同法制成对照药材溶液。照薄层色谱法（《中国药典》2020 年版通则 0502）试验，吸取上述两种溶液各 5 ～ 10μl，分别点于同一硅胶 G 薄层板上，以三氯甲烷 – 甲醇（9：1）为展开剂，展开，取出，晾干，喷以 25% 磷钼酸乙醇溶液，在 105℃加热至斑点显色清晰。供试品色谱中，在与对照药材色谱相应的位置上，显相同颜色的主斑点。

【检查】水分　不得过 12.0%（《中国药典》2020 年版通则 0832 第二法）。

总灰分　不得过 5.0%（《中国药典》2020 年版通则 2302）。

【浸出物】照醇溶性浸出物测定法（《中国药典》2020 年版通则 2201）项下的热浸法测定，用稀乙醇作溶剂，不得少于 5.0%。

【性味与归经】涩、微苦，温。归肝经。

【功能与主治】祛风除湿，活血散瘀。用于风湿性关节炎，腰腿痛，跌打肿痛。

【用法与用量】10 ～ 30g。外用适量。

【注意】孕妇禁服。

【贮藏】置干燥处。

【药材标准】《广西壮族自治区瑶药材质量标准（第一卷）》。

奶　参

Naishen

CODONOPSIS LANCEOLATAE RADIX

【来源】本品为桔梗科植物羊乳 *Codonopsis lanceolata*（Sieb. et Zucc.）Trautv. 的干燥根。

【炮制】除去杂质，洗润，切片，干燥。

【性状】本品呈不规则片状，稍弯曲。外表面奶黄色或灰褐色，粗糙，有横皱纹或须根痕及横长皮孔。有的可见根头部有多数圆形瘤状茎痕，茎痕的顶端呈凹下的圆点状。切面黄白色至棕褐色，有裂隙。质疏松而轻，易折断。气微，味微甘。

【性味】甘，温。

【功能与主治】补血通乳，清热解毒，消肿排脓。用于病后体虚，乳汁不足，痈肿疮毒，乳痈。

【用法与用量】9 ～ 25g。

【贮藏】置干燥处，防蛀。

【药材标准】《广西中药材标准（1990 年版）》。

地桃花

Ditaohua

URENAE HERBA

【来源】本品为锦葵科植物肖梵天花 *Urena lobata* L. 的干燥地上部分。

【炮制】除去杂质，净制，切段，干燥。

【性状】本品呈圆柱形或不规则形的段状。茎呈棕黑色至棕黄色，具粗浅的网纹。质硬，木部断面不平坦，皮部富纤维。叶大多已破碎，完整者多皱缩，上表面深绿色，下表面粉绿色，密被短柔毛和星状毛，掌状网脉，下面突起，叶腋常有宿存的托叶。果扁球形，直径约1cm，分果爿被星状短柔毛和锚状刺。气微，味淡。

【性味与归经】甘、辛，平。归脾、肺经。

【功能与主治】祛风利湿，清热解毒。用于感冒发烧，风湿痹痛，痢疾，水肿，淋病，白带，吐血，痈肿，外伤出血。

【用法与用量】15 ～ 30g。

【贮藏】置阴凉干燥处。

【药材标准】《广西中药材标准（1990年版）》《广西壮族自治区壮药质量标准（第一卷）》《广西壮族自治区瑶药材质量标准（第二卷）》。

地 莶

Dinie

MELASTOMAE DODECANDRI HERBA

【来源】本品为野牡丹科植物地莶 *Melastoma dodecandrum* Lour. 的干燥全草。

【炮制】除去杂质，切段，干燥。

【性状】本品茎呈方柱形，纤细，多对生分枝，表面灰褐色或棕褐色，有纵条纹，节处有须根。叶灰绿色，质脆，多皱缩破碎；完整叶片展平后呈卵状或椭圆形，长 1～4cm，宽 0.8～3cm，叶缘和叶背脉上可见糙伏毛。偶见棕褐色花，萼筒 5 裂，花瓣 5。气微，味微酸涩。

【鉴别】（1）粉末灰绿色或灰黄色。纤维成束或散在，直径 12～17μm，紫色或黄色。草酸钙簇晶可见，直径 8～35μm。非腺毛多见。木栓细胞棕黄色。主要为螺纹导管和网纹导管，直径 10～19μm。色素块红棕色，方形或不规则形。石细胞单个或多个成群，壁薄，孔沟明显，直径 30～150μm。

（2）取本品粉末 2g，加入 80% 乙醇溶液 20ml，超声处理 30 分钟，滤过，滤液蒸干，残渣加水 10ml 使溶解，加石油醚（60～90℃）振摇提取 2 次，每次 10ml，合并石油醚液，蒸干，残渣加甲醇 1ml 使溶解，作为供试品溶液。另取地莶对照药材 2g，同法制成对照药材溶液。照薄层色谱法（《中国药典》2020 年版通则 0502）试验，吸取上述两种溶液各 5～10μl，分别点于同一硅胶 G 薄层板上，以石油醚（30～60℃）-乙酸乙酯（10∶1）为展开剂，展开，取出，晾干，置紫外光灯（365nm）下检视。供试品色谱中，在与对照药材色谱相应的位置上，显相同颜色的荧光斑点。

【检查】水分　不得过 14.0%（《中国药典》2020 年版通则 0832 第二法）。

总灰分　不得过 14.0%（《中国药典》2020 年版通则 2302）。

酸不溶性灰分　不得过 5.0%（《中国药典》2020 年版通则 2302）。

【浸出物】照醇溶性浸出物测定法(《中国药典》2020 年版通则 2201)项下的冷浸法测定，用乙醇作溶剂，不得少于 9.0%。

【性味与归经】甘、微涩，凉。归肝、肾、脾、肺经。

【功能与主治】活血止血，清热解毒。用于呕血，便血，痢疾，痛经，产后腹痛，血崩，带下，痈肿，疔疮，风火齿痛，咽喉肿痛。

【用法与用量】10～15g。外用适量。

【贮藏】置干燥处。

【药材标准】《广西壮族自治区壮药质量标准（第三卷）》《广西壮族自治区瑶药材质量标准（第二卷）》。

过塘蛇

Guotangshe

JUSSIAEAE HERBA

【来源】本品为柳叶菜科植物水龙 *Jussiaea repens* L. 的干燥全草。

【炮制】净制，切段，干燥。

【性状】本品呈段状，直径 2 ～ 4mm，表面黄棕色至灰绿色。茎有纵细条纹，有节，有的节上着生多数毛发状须根，棕黑色；质硬，易折断，切面皮薄，木部灰白色，中空。叶互生，叶片多已破碎或皱缩，完整者展平呈倒卵形至长倒卵形，长 15 ～ 50mm，宽 5 ～ 25mm，顶端圆钝，基部渐狭，全缘。气微，味淡。

【性味】淡，凉。

【功能与主治】清热利湿，解毒消肿。用于感冒发热，麻疹不透，小便不利，泄泻，痢疾，疖疮脓肿，腮腺炎，黄水疮。

【用法与用量】15 ～ 30g。

【贮藏】置干燥处。

【药材标准】《广西中药材标准（1990 年版）》。

西瓜霜

Xiguashuang

MIRABILITUM PRAEPARATUM

【来源】本品为葫芦科植物西瓜 *Citrullus lanatus*（Thunb.）Matsumu. et Nakai 的成熟新鲜果实，经与皮硝加工制成。

【炮制】按桂林三金药业股份有限公司创制国家保密专利的"工业法西瓜霜炮制工艺"炮制。

【性状】本品为类白色至黄白色的结晶性粉末。气微，味咸。

【鉴别】（1）本品的水溶液显钠盐（《中国药典》2020年版通则0301）与硫酸盐（《中国药典》2020年版通则0301）的鉴别反应。

（2）取本品2g，加6mol/L盐酸溶液15ml，置沸水浴中加热回流2小时，放冷，滤过，滤液蒸干，用70%乙醇20ml分次洗涤残渣及析出的结晶，搅拌，滤过，合并滤液，蒸干，残渣加水20ml使溶解，加在732型强酸性阳离子交换树脂柱（内径为1.5～2cm，柱长为8cm）上，用水200ml洗脱，弃去水液，再用氨溶液（浓氨溶液10ml→100ml）100ml洗脱，收集洗脱液，蒸干，残渣加70%乙醇1ml使溶解，作为供试品溶液。另取谷氨酸对照品、苯丙氨酸对照品，加70%乙醇制成每1ml各含0.5mg的溶液，作为对照品溶液。照薄层色谱法（《中国药典》2020年版通则0502）试验，吸取供试品溶液5μl、对照品溶液1μl，分别点于同一硅胶G薄层板上，以正丁醇－冰醋酸－水（3∶1∶1）为展开剂，展开，取出，晾干，喷以5%茚三酮乙醇溶液，在105℃加热至斑点显色清晰。供试品色谱中，在与对照品色谱相应的位置上，显相同颜色的斑点。

【检查】重金属　取本品1.0g，依法检查（《中国药典》2020年版通则0821第二法），含重金属不得过10mg/kg。

砷盐　取本品0.20g，加水23ml使溶解，加盐酸5ml，依法检查（《中国药典》2020年版通则0822第一法），含砷量不得过10mg/kg。

【含量测定】取本品0.4g，精密称定，加水150ml，振摇10分钟，滤过，沉淀用水50ml分3次洗涤，滤过，合并滤液，加盐酸1ml，煮沸，不断搅拌，并缓缓加入热氯化钡试液（约20ml），至不再生成沉淀，置水浴上加热30分钟，静置1小时，用无灰滤纸或称定重量的古氏坩埚滤过，沉淀用水分次洗涤，至洗液不再显氯化物的反应，干燥，并炽灼至恒重，精密称定，与0.6086相乘，即得供试品中含有硫酸钠（Na_2SO_4）的重量。

本品按干燥品计算，含硫酸钠（Na_2SO_4）不得少于90.0%。

【**性味与归经**】咸，寒。归肺、胃、大肠经。

【**功能与主治**】清热泻火，消肿止痛。用于咽喉肿痛，喉痹，口疮。

【**用法与用量**】0.5 ～ 1.5g。外用适量，研末吹敷患处。

【**贮藏**】密封，置干燥处。

【**药材标准**】《中国药典》2020 年版一部。

百两金

Bailiangjin

ARDISIAE CRISPAE HERBA

【来源】本品为紫金牛科植物百两金 *Ardisia crispa*（Thunb.）A. DC. 的干燥全株。

【炮制】除去杂质，根洗润，切段，干燥。

【性状】本品为长短不一的段。根直径 0.2～1.0cm，表面灰棕色或棕褐色，具纵皱纹及圆点状须根痕；质坚脆，易折断；切面木部与皮部易分离，皮部厚，有深棕色小点散在（朱砂点），木部有致密放射状纹理。茎直径 0.2～1.0cm，表面红棕色或灰绿色，有细纵纹、叶痕及节，易折断。叶破碎，墨绿色或棕褐色，先端尖，基部楔形，具明显的边缘腺点，叶柄长 5～8mm。气微，味微苦、辛。

【鉴别】（1）本品粉末灰白色。淀粉粒多见，直径 15～40μm，脐点呈点状或"人"字形，复粒由 2～3 分粒组成。草酸钙簇晶多见，散在或存在于薄壁细胞中，直径 28～50μm。纤维单个散在或成束，沟纹明显。具缘纹孔导管和螺纹导管，直径 14～76μm。石细胞多单个散在，孔沟明显，直径 45～69μm。气孔为不定式，副卫细胞 2～4 个。木栓细胞类方形，棕色。

（2）取本品粉末 0.5g，加 75% 甲醇 20ml，超声处理 20 分钟，放冷，滤过，滤液蒸干，残渣加甲醇 1ml 使溶解，作为供试品溶液。另取百两金对照药材 0.5g，同法制成对照药材溶液。再取百两金皂苷 A 对照品，加 75% 甲醇制成每 1ml 含 1mg 的溶液，作为对照品溶液。照薄层色谱法（《中国药典》2020 年版通则 0502）试验，吸取供试品溶液 2～5μl，对照药材溶液和对照品溶液各 5μl，分别点于同一硅胶 H 薄层板上，以正丁醇-冰醋酸-水（3：1：1）为展开剂，展开，取出，晾干，喷以 10% 硫酸乙醇溶液，在 105℃加热至斑点显色清晰，分别置日光和紫外光灯（365nm）下检视。供试品色谱中，在与对照药材和对照品色谱相应的位置上，显相同颜色的斑点或荧光斑点。

（3）取岩白菜素对照品，加 75% 甲醇制成每 1ml 含 1mg 的溶液，作为对照品溶液。照薄层色谱法（《中国药典》2020 年版通则 0502），吸取［鉴别］（2）项下供试品溶液 2～5μl，对照品溶液 5μl，分别点于同一硅胶 H 薄层板上，以三氯甲烷-乙酸丁酯-甲醇-甲酸（5：2：2：1）为展开剂，展开，取出，晾干，喷以新配制的 2% 三氯化铁-1% 铁氰化钾（1：1）混合溶液。供试品色谱中，在与对照品色谱相应的位置上，显相同颜色的斑点。

【检查】水分   不得过 15.0%（《中国药典》2020 年版通则 0832 第二法）。

总灰分   不得过 5.0%（《中国药典》2020 年版通则 2302）。

酸不溶性灰分　不得过 2.0%（《中国药典》2020 年版通则 2302）。

【**性味与归经**】苦、辛、微咸，凉。归肝、肺经。

【**功能与主治**】清热利咽，祛痰利湿，活血解毒。用于咽喉肿痛，咳嗽咯痰不畅，湿热黄疸，小便淋痛，风湿痹痛，跌打损伤，疔疮，无名肿毒，蛇虫咬伤。

【**用法与用量**】9 ～ 30g。外用适量。

【**贮藏**】置通风干燥处。

【**药材标准**】《广西壮族自治区瑶药材质量标准（第一卷）》。

灰鼠蛇

Huishushe

PTYAS KORROS

【来源】本品为游蛇科动物灰鼠蛇 *Ptyas korros* Schlegel 的干燥体。

【炮制】**灰鼠蛇**　去头及鳞片，洗净，切寸段；或酒润，切寸段，干燥。

灰鼠蛇粉　去头及鳞片，洗净，干燥，粉碎成细粉。

【性状】**灰鼠蛇**　本品呈段状，长 2～4cm。背部表面深银灰色，有的具黑色线纹或斑点。腹部类白色或黄白色，剖开边缘向内卷曲。切面屋脊状，黄白色至棕褐色，中部具白色脊骨。气腥，或微有酒香气，味淡。

灰鼠蛇粉　本品为灰白色至淡棕黄色的粉末。气腥，味淡。

【鉴别】（1）**灰鼠蛇**　鳞片碎片淡黄色，表面呈类圆形隆起，隆起直径 5～12μm。

灰鼠蛇粉　横纹肌纤维灰黄色或无色，横纹细密，平直或微波状。骨碎片淡灰色，呈不规则块状，骨陷窝裂缝状或类圆形，骨小管细密。表皮淡黄色，可见棕色或棕黑色色素颗粒，常连成网状、分支状或聚集成团。

（2）取本品粉末 0.5g，加水 10ml，置 60℃水浴中加热 2 小时，滤过，滤液作为供试品溶液。另取灰鼠蛇对照药材 0.5g，同法制成对照药材溶液。照薄层色谱法（《中国药典》2020 年版通则 0502）试验，吸取上述两种溶液各 2～4μl，分别点于同一硅胶 G 薄层板上，以正丁醇－冰醋酸－水（3∶1∶1）为展开剂，展开，取出，晾干，喷以 2% 茚三酮乙醇溶液，在 105℃加热至斑点显色清晰。供试品色谱中，在与对照药材色谱相应的位置上，显相同颜色的斑点。

（3）**灰鼠蛇粉**　聚合酶链式反应。

模板 DNA 提取　取本品粉末约 30mg，置 1.5ml 离心管中，加 200μl 缓冲液 GA，振荡至彻底悬浮，加入 20μl 蛋白酶 K 溶液，在 56℃放置直至组织溶解（约 3 小时）；简短离心以去除管盖内壁的水珠，加入 200μl 缓冲液 GB，充分颠倒均匀，70℃放置 10 分钟，溶液应变清亮，简短离心以去除管盖内壁的水珠；加入 200μl 无水乙醇，充分振荡均匀 15 秒，此时可能会出现絮状沉淀，简短离心以去除管盖内壁的水珠。将上一步所得溶液和絮状沉淀都加入一个吸附柱 CB3 中（吸附柱放入收集管中），离心（转速为每分钟 12000 转）30 秒，倒掉废液，将吸附柱 CB3 放回收集管中；向吸附柱 CB3 中加入 500μl 缓冲液 GD（使用前请先检查是否已加入无水乙醇），离心（转速为每分钟 12000 转）30 秒，倒掉废液；将吸附柱 CB3 放入收集管中，向吸附柱 CB3 中加入 600μl 漂洗液 PW（使用前请先检查是否已加入无水乙醇），离心（转速为每分钟 12000 转）30 秒，倒掉废液将吸附柱 CB3 放入收集管中。

重复上一步操作。将吸附柱 CB3 放回收集管中，离心（转速为每分钟 12000 转）2 分钟，倒掉废液；将吸附柱 CB3 置于室温放置数分钟，以彻底晾干吸附材料中残余的漂洗液；将吸附柱 CB3 转入一个干净的离心管中，向吸附柱的中间部位悬空滴加 100μl 洗脱缓冲液 TE，室温放置 2 ～ 5 分钟，离心（转速为每分钟 12000 转）2 分钟，将溶液收集到离心管，混匀，作为供试品溶液，置 –20℃保存备用。

另取灰鼠蛇对照药材 30mg，同法制成对照药材模板 DNA 溶液（或按各血液 / 细胞 / 组织基因组 DNA 提取试剂盒方法提取）。

PCR 反应　鉴别引物：5′ AAAATTTCTCAACAGCTAATGCAA3′ 和 5′ TTGTATGATTGGG-CGGAATCT3′。PCR 反应体系：反应总体积为 20μl，反应体系包括 2×DNA 聚合酶 Mix 预混液 10μl，上下游引物（10μmol/L）各 0.5μl，模板 DNA 1μl，无菌水 8μl 补足。另取等体积无菌水代替模板 DNA，作为空白对照。将离心管置于 PCR 仪。PCR 反应参数：95℃预变性 10 分钟；循环反应 35 次（95℃变性 30 秒，60℃退火 30 秒，72℃延伸 30 秒）；延伸（72℃）10 分钟。

电泳检测　照琼脂糖凝胶电泳法（《中国药典》2020 年版通则 0541），胶浓度 2%，胶中加入核酸凝胶染色剂 GelRed，供试品与对照药材 PCR 反应液的上样量分别为 2 ～ 5μl，以 DL2000（DNA 条带从小到大分别为 100bp、250bp、500bp、750bp、1000bp 和 2000bp）作为 DNA 分子量标记，进行凝胶电泳，电泳结束后，取凝胶片在凝胶成像仪上进行检视。供试品凝胶电泳图中，在与对照药材凝胶电泳图谱相应的位置上，在 750 ～ 1000bp 间应有单一的 DNA 条带，空白对照无条带。

【检查】水分　不得过 12.0%（《中国药典》2020 年版通则 0832 第二法）。

总灰分　不得过 30.0%（《中国药典》2020 年版通则 2302）。

酸不溶性灰分　不得过 5.0%（《中国药典》2020 年版通则 2302）。

【浸出物】照醇溶性浸出物测定法（《中国药典》2020 年版通则 2201）项下的热浸法测定，用稀乙醇作溶剂，不得少于 12.0%。

【性味与归经】甘、咸，平。归肝、肾经。

【功能与主治】祛风止痛，舒筋活络。强筋骨。用于痹证，肢体麻木，腰腿酸痛，活动不利。

【用法与用量】3 ～ 9g。入散丸或浸酒。

【注意】对本品过敏者慎用或忌用。

【贮藏】置通风干燥处，防霉，防蛀。

【药材标准】广西壮族自治区药品监督管理局少数民族及地方习用药材质量标准 DYB45-GXMYC-0002-2021。

光石韦

Guangshiwei

PYRROSIAE CALVATAE FOLIUM

【来源】本品为水龙骨科植物光石韦 *Pyrrosia calvata*（Bak.）Ching 的干燥叶。

【炮制】除去杂质，净制，切段，干燥。

【性状】本品为双边向下面卷成扁筒状的段。展平后呈丝片状，上表面黄绿色或黄棕色，有黑色小凹点；下表面被稀疏星状毛，有的被灰白色细茸毛，有的下表面密布孢子囊群。叶柄段表面被稀疏星状毛，有棱线。革质。气微，味淡。

【鉴别】（1）本品粉末黄绿色或黄棕色。星状毛具 4～9 个分支，呈辐射状排列，大小形状不一。孢子呈椭圆形、肾形或类圆形，外壁光滑；周壁易脱落，周壁上有较密的瘤状突起。气孔类圆形，副卫细胞 3～6 个。

（2）取本品粉末 0.1g，加 50% 乙醇 20ml，超声处理 20 分钟，取上清液作为供试品溶液。另取芒果苷对照品，加 50% 乙醇制成每 1ml 含 0.5mg 的溶液，作为对照品溶液。照薄层色谱法（《中国药典》2020 年版通则 0502）试验，吸取上述两种溶液各 2μl，分别点于同一聚酰胺薄膜上，以乙醇－水（1：1）为展开剂，展开，取出，晾干，置紫外光灯（365nm）下检视。供试品色谱中，在与对照品色谱相应的位置上，显相同颜色的荧光斑点。

【检查】水分　不得过 13.0%（《中国药典》2020 年版通则 0832 第二法）。

总灰分　不得过 5.0%（《中国药典》2020 年版通则 2302）。

【浸出物】照醇溶性浸出物测定法（《中国药典》2020 年版通则 2201）项下的热浸法测定，以 50% 乙醇作溶剂，不得少于 25.0%。

【含量测定】照高效液相色谱法（《中国药典》2020 年版通则 0512）测定。

色谱条件与系统适用性试验　以十八烷基硅烷键合硅胶为填充剂；以乙腈 –0.1% 磷酸溶液（13：87）为流动相；检测波长为 318nm。理论板数按芒果苷峰计算应不低于 5000。

对照品溶液的制备　取芒果苷对照品适量，精密称定，加 50% 乙醇制成每 1ml 含 100μg 的溶液，即得。

供试品溶液的制备　取本品 0.1g，精密称定，精密加入 50% 乙醇 25ml，超声处理（功率 200W，频率 40kHz）1.5 小时，放冷，再称定重量，用 50% 乙醇补足减失的重量，摇匀，滤过，精密量取续滤液 1ml 置 5ml 量瓶中，加 50% 乙醇至刻度，摇匀，即得。

测定法　分别精密吸取对照品溶液与供试品溶液各 10μl，注入液相色谱仪，测定，即得。

本品按干燥品计算，含芒果苷（$C_{19}H_{18}O_{11}$）不得少于 3.6%。

【**性味与归经**】甘、苦，微寒。归肺、肝、肾经。

【**功能与主治**】利尿通淋，清热止血。用于热淋，血淋，石淋，小便不通，淋沥涩痛，吐血，衄血，尿血，崩漏，肺热咳喘。

【**用法与用量**】6 ～ 12g。

【**贮藏**】置干燥处。

【**药材标准**】《广西中药材标准（1990 年版）》《广西壮族自治区壮药质量标准（第二卷）》。

当 归

Danggui

ANGELICAE SINENSIS RADIX

【来源】本品为伞形科植物当归 *Angelica sinensis*（Oliv.）Diels 的干燥根。

【炮制】**当归身** 取当归，除去杂质，快速洗净，切去当归头及支根，切片，低温干燥。

当归尾 取当归，除去杂质，快速洗净，分取当归支根，切片，低温干燥。

炒当归 取净当归片，照清炒法（《中国药典》2020 年版通则 0213），用文火炒至黄色，取出，放凉。

当归炭 取净当归片，照炒炭法（《中国药典》2020 年版通则 0213），用武火炒至表面焦黑色，内部黄褐色，喷淋清水，取出，晾干。

【性状】**当归身** 本品呈类圆形、椭圆形或不规则薄片状。外表皮浅棕色至棕褐色。切面浅棕黄色或黄白色，直径 1.5～4cm，平坦，有裂隙，形成层浅棕色，有棕色油点。香气浓郁，味甘、辛、微苦。

当归尾 本品呈类圆形或条状的片，或呈圆柱形的段状。表面浅棕色至棕褐色，具纵皱纹。切面浅棕黄色或黄白色，形成层浅棕色，有棕色油点。香气浓郁，味甘、辛、微苦。

炒当归 本品呈类圆形、椭圆形或不规则薄片状。外表皮棕色至棕褐色。切面棕黄色至棕褐色，中间有棕褐色的形成层环，微具焦斑。质较脆，易折断。有焦香气，味甘、辛、微苦。

当归炭 本品形似炒当归，呈焦黑色，质枯脆。

【鉴别】（1）**当归身、当归尾、炒当归** 粉末淡黄棕色。韧皮薄壁细胞纺锤形，壁略厚，表面有极微细的斜向交错纹理，有时可见菲薄的横隔。梯纹导管和网纹导管多见，直径约 80μm。有时可见油室碎片。

（2）**当归身、当归尾、炒当归** 取本品粉末 0.5g，加乙醚 20ml，超声处理 10 分钟，滤过，滤液蒸干，残渣加乙醇 1ml 使溶解，作为供试品溶液。另取当归对照药材 0.5g，同法制成对照药材溶液。照薄层色谱法（《中国药典》2020 年版通则 0502）试验，吸取上述两种溶液各 10μl，分别点于同一硅胶 G 薄层板上，以正己烷－乙酸乙酯（4∶1）为展开剂，展开，取出，晾干，置紫外光灯（365nm）下检视。供试品色谱中，在与对照药材色谱相应的位置上，显相同颜色的荧光斑点。

（3）**当归身、当归尾、炒当归** 取本品粉末 3g，加 1% 碳酸氢钠溶液 50ml，超声处理 10 分钟，离心，取上清液用稀盐酸调节 pH 值至 2～3，用乙醚振摇提取 2 次，每次 20ml，合并乙醚液，挥干，残渣加甲醇 1ml 使溶解，作为供试品溶液。另取阿魏酸对照品、藁本内酯对照品，分别加甲醇制成每 1ml 含 1mg 的溶液，作为对照品溶液。照薄层色谱法（《中国药典》2020 年版通则 0502）试验，吸取上述三种溶液各 10μl，分别点于同一硅胶 G 薄层板上，以环己烷 – 二氯甲烷 – 乙酸乙酯 – 甲酸（4∶1∶1∶0.1）为展开剂，展开，取出，晾干，置紫外光灯（365nm）下检视。供试品色谱中，在与对照品色谱相应的位置上，显相同颜色的荧光斑点。

【检查】水分　当归身、当归尾　不得过 15.0%（《中国药典》2020 年版通则 0832 第四法）；炒当归不得过 15.0%（《中国药典》2020 年版通则 0832 第二法）。

总灰分　当归身、当归尾、炒当归　不得过 7.0%（《中国药典》2020 年版通则 2302）。

酸不溶性灰分　当归身、当归尾、炒当归　不得过 2.0%（《中国药典》2020 年版通则 2302）。

重金属及有害元素　当归身、当归尾、炒当归　照铅、镉、砷、汞、铜测定法（《中国药典》2020 年版通则 2321 原子吸收分光光度法或电感耦合等离子体质谱法）测定，铅不得过 5mg/kg，镉不得过 1mg/kg，砷不得过 2mg/kg，汞不得过 0.2mg/kg，铜不得过 20mg/kg。

【浸出物】**当归身、当归尾、炒当归**　照醇溶性浸出物测定法（《中国药典》2020 年版通则 2201）项下的热浸法测定，用 70% 乙醇作溶剂，不得少于 45.0%。

【性味与归经】甘、辛，温。归肝、心、脾经。

【功能与主治】补血活血，调经止痛，润肠通便。用于血虚萎黄，眩晕心悸，月经不调，经闭痛经，虚寒腹痛，风湿痹痛，跌扑损伤，痈疽疮疡，肠燥便秘。

【用法与用量】6 ～ 12g。

【处方应付】写当归身（归身）付当归身，写当归尾（归尾）付当归尾，写炒当归付炒当归，写当归炭付当归炭。

【贮藏】置阴凉干燥处，防潮，防蛀。

【药材标准】《中国药典》2020 年版一部。

当归藤

Dangguiteng

EMBELIAE PARVIFLORAE HERBA

【来源】本品为紫金牛科植物当归藤 *Embelia parviflora* Wall. ex A. DC. 的干燥地上部分。

【炮制】除去杂质，洗润，切片或切段，干燥。

【性状】本品呈类圆形的片状或长短不一的段状。外表面灰褐色，有的可见皮孔或细纵纹。切面黄白色至淡棕黄色，皮部红棕色；皮部和木部之间环列多数小孔，木部有明显的放射状纹理；髓部黄白色至淡棕黄色。嫩枝密被锈色柔毛。叶片多皱缩，或破碎，完整者展开后卵形，长 10～15mm，宽 5～7mm，全缘；上表面褐色，无毛，中脉下陷；下表面棕褐色，密被小凹点，中脉突起，被短柔毛。气香，味微苦、涩。

【性味与归经】苦、涩，平。归肝、肾经。

【功能与主治】补血调经，强腰膝。用于贫血，闭经，月经不调，白带，腰腿痛。

【用法与用量】15～30g。

【贮藏】置阴凉干燥处。

【药材标准】《广西中药材标准（1990年版）》《广西壮族自治区壮药质量标准（第一卷）》《广西壮族自治区瑶药材质量标准（第一卷）》。

肉桂叶

Rouguiye

CINNAMOMI FOLIUM

【来源】本品为樟科植物肉桂 *Cinnamomum cassia* Presl 的干燥叶。

【炮制】除去杂质，净制，切段或切丝，干燥。

【性状】本品呈段状或丝片状。上表面棕黄色或暗棕色，有光泽，中脉及侧脉明显凹下；下表面淡棕色或棕褐色，有疏柔毛，中脉及侧脉明显隆起。有时可见叶柄，粗壮，长 1 ～ 2cm。革质，易折断。具特异香气，味微辛、辣，叶柄味较浓。

【性味与归经】辛，温。归肺、胃经。

【功能与主治】温中散寒，解表发汗。用于外感风寒引起的头晕、头痛，腹痛泄泻，虚寒呕吐，冻疮。

【用法与用量】4.5 ～ 15g。外用适量。

【贮藏】置干燥处。

【药材标准】《广西中药材标准（1990 年版）》《广西壮族自治区瑶药材质量标准（第一卷）》《广西壮族自治区壮药质量标准（第三卷）》。

竹　心

Zhuxin

IMMATURA BAMBUSAE FOLIUM

【来源】本品为禾本科植物粉单竹 *Lingnania chungii*（McClure）McClure 或撑蒿竹 *Bambusa pervariabilis* McClure 的卷而未放的干燥幼叶。

【炮制】除去杂质，干燥。

【性状】本品呈卷曲成细长条状，先端细尖。展开后，完整叶片为条状披针形，长 8～20cm，宽 7～20mm，先端渐尖，基部歪斜或略呈圆形，边缘有锯齿形小刺，一边刺密，一边刺疏。上表面灰绿或灰黄色，下表面主脉明显突起，较粗，淡黄色，两侧细脉 10～16 条，为直出平行脉。叶片较薄，质韧。味淡，微涩。

【性味与归经】苦，寒。归肺、胃经。

【功能与主治】清心除烦，消暑止渴。用于热病烦渴，小儿惊痫，咳逆吐衄，小便短赤，口糜舌疮。

【用法与用量】2～4g。外用适量，煅存性研末调敷患处。

【贮藏】置干燥处。

【药材标准】《广西中药材标准（1990 年版）》。

竹叶花椒

Zhuyehuajiao

ZANTHOXYLI ARMATI FRUCTUS

【来源】本品为芸香科植物竹叶花椒 *Zanthoxylum armatum* DC. 的干燥成熟果实。

【炮制】除去杂质，干燥。

【性状】本品呈圆球形或扁球形，直径 3 ～ 5mm。外表面红褐色至暗紫色，有突起的油点，对光透明，顶端沿腹缝线开裂至基部成二瓣，基部残存长 2 ～ 5mm 小果梗；内表面类白色至黄白色，光滑。种子卵圆形，黑色，有光泽；一端微凹，可见类白色或浅褐色的点状种脐，直径 2 ～ 3mm。气香，味辛、麻。

【性味与归经】辛，温。归脾、胃经。

【功能与主治】散寒，止痛，驱蛔。用于胃寒及蛔虫腹痛，牙痛，湿疮。

【用法与用量】6 ～ 9g。

【贮藏】置通风干燥处。

【药材标准】《广西中药材标准（1990 年版）》。

血风藤

Xuefengteng

VENTILAGO LEIOCARPAE RADIX ET RHIZOMA

【来源】本品为鼠李科植物翼核果 *Ventilago leiocarpa* Benth. 的干燥根和根茎。

【炮制】除去杂质，净制，干燥；或洗润，切片，干燥。

【性状】本品为椭圆形、类圆形的块片或段，厚2～35mm。外皮红棕色，呈不规则鳞片状，易剥落。体轻，质硬。断面淡黄色，略呈纤维性，形成层环明显；射线放射状，木部可见数个同心环，导管针孔状；有的断面中心可见极小的髓。气微，味苦、微涩。

【鉴别】（1）本品根横切面：木栓层棕黄色，由数列至十余列木栓细胞组成。皮层细胞6～10列，薄壁细胞中可见草酸钙方晶，直径3～30μm；石细胞数个成群散在，壁厚，孔沟明显，胞腔内或含草酸钙方晶。韧皮部宽厚，韧皮纤维群呈切向延长，与韧皮部薄壁细胞相间排列叠成层状，纤维束周围薄壁细胞含草酸钙方晶，形成晶鞘纤维。木质部宽广，导管单个散在或数个相连，直径15～200μm；射线细胞1～4列，有的含草酸钙方晶。

粉末棕黄色至棕红色。纤维多成束，周围薄壁细胞常含草酸钙方晶，形成晶纤维。草酸钙方晶众多，直径5～30μm，多存在于含晶细胞中。石细胞淡黄色，单个散在或成群，直径15～50μm，长至156μm，壁厚，孔沟和层纹明显。具缘纹孔导管较大。木栓细胞黄褐色至淡棕色，表面观呈多角形，内含红棕色物质。

（2）取本品粉末1g，加甲醇20ml，超声处理30分钟，滤过，滤液作为供试品溶液。另取血风藤对照药材1g，同法制成对照药材溶液。再取大黄素对照品，加甲醇制成每1ml含0.5mg的溶液，作为对照品溶液。照薄层色谱法（《中国药典》2020年版通则0502）试验，吸取上述三种溶液各2μl，分别点于同一硅胶G薄层板上，以石油醚（60～90℃）–甲酸乙酯–甲酸（15∶9∶1）为展开剂，展开，取出，晾干，置紫外光灯（365nm）下检视。供试品色谱中，在与对照药材色谱和对照品色谱相应的位置上，显相同颜色的荧光斑点；氨熏后日光下斑点变成粉红色。

【检查】水分　不得过12.0%（《中国药典》2020年版通则0832第二法）。

总灰分　不得过8.0%（《中国药典》2020年版通则2302）。

【浸出物】照醇溶性浸出物测定法（《中国药典》2020年版通则2201）项下的热浸法测定，用乙醇作溶剂，不得少于3.0%。

【含量测定】照高效液相色谱法（《中国药典》2020年版通则0512）测定。

色谱条件与系统适用性试验　以十八烷基硅烷键合硅胶为填充剂；甲醇–0.1%磷酸溶液（70∶30）为流动相；检测波长为254nm。理论板数按大黄素峰计算应不低于3000。

对照品溶液的制备 取大黄素对照品适量，精密称定，加甲醇制成每 1ml 含 30μg 的溶液，即得。

供试品溶液的制备 取本品粉末（过二号筛）约 0.5g，精密称定，置具塞三角瓶中，精密加入 50ml 三氯甲烷和 25ml 2.5mol/L 硫酸溶液，称定重量，加热回流 3 小时，冷却，再称定重量，用三氯甲烷补足减失的重量，摇匀，分取三氯甲烷液，精密量取 10ml，蒸干，残渣加甲醇使溶解，转移至 10ml 量瓶中，加甲醇稀释至刻度，摇匀，滤过，取续滤液，即得。

测定法 分别精密吸取对照品溶液与供试品溶液各 5μl，注入液相色谱仪，测定，即得。

本品按干燥品计算，含大黄素（$C_{15}H_{10}O_5$）不得少于 0.09%。

【**性味与归经**】甘，温。归肝、肾经。

【**功能与主治**】补气血，强筋骨，舒经络。用于气血虚弱，月经不调，血虚经闭，风湿疼痛，跌打损伤，腰肌劳损，四肢麻木。

【**用法与用量**】15 ～ 20g。

【**贮藏**】置通风干燥处，防蛀。

【**药材标准**】《广西壮族自治区壮药质量标准（第二卷）》《广西壮族自治区瑶药材质量标准（第一卷）》。

全蛤蚧

Quangejie

GECKO

【来源】本品为壁虎科动物蛤蚧 *Gekko gecko* Linnaeus 的干燥体。

【炮制】除去杂质，净制，干燥。

【性状】本品呈扁片状（内面有竹片撑开）。头颈部及躯干部长 9 ～ 18cm，头颈部约占三分之一，腹背部宽 6 ～ 11cm，尾长 6 ～ 12cm。头略呈扁三角状，两眼多凹陷成窟窿，口内有细齿，生于颚的边缘，无异型大齿。吻部半圆形，吻鳞不切鼻孔，与鼻鳞相连，上鼻鳞左右各 1 片，上唇鳞 12 ～ 14 对，下唇鳞（包括颏鳞）21 片。腹背部呈椭圆形，腹薄。背部呈灰黑色或银灰色，有黄白色、灰绿色或橙红色斑点散在或密集成不显著的斑纹，脊椎骨和两侧肋骨突起。四足均具 5 趾；趾间仅具蹼迹，足趾底有吸盘。尾细而坚实，微现骨节，与背部颜色相同，有 6 ～ 7 个明显的银灰色环带，有的再生尾较原生尾短，且银灰色环带不明显。全身密被圆形或多角形微有光泽的细鳞。气腥，味微咸。

【鉴别】（1）本品粉末淡黄色或淡灰黄色。横纹肌纤维侧面观有波峰状或稍平直的细密横纹；横断面观三角形、类圆形或类方形。鳞片近无色，表面可见半圆形或类圆形的隆起，略作覆瓦状排列，布有极细小的粒状物，有的可见圆形孔洞。皮肤碎片表面可见棕色或棕黑色色素颗粒。骨碎片不规则碎块状，表面有细小裂缝状或针状空隙；可见裂缝状骨陷窝。

（2）取本品粉末 0.4g，加 70% 乙醇 5ml，超声处理 30 分钟，滤过，滤液作为供试品溶液。另取蛤蚧对照药材 0.4g，同法制成对照药材溶液。照薄层色谱法（《中国药典》2020 年版通则 0502）试验，吸取上述两种溶液各 5 ～ 8μl，分别点于同一硅胶 G 薄层板上，以正丁醇 – 冰醋酸 – 水（3：1：1）为展开剂，展开 15cm，取出，晾干，喷以茚三酮试液，在 105℃加热至斑点显色清晰。供试品色谱中，在与对照药材色谱相应的位置上，显相同颜色的斑点。

【浸出物】照醇溶性浸出物测定法（《中国药典》2020 年版通则 2201）项下的冷浸法测定，用稀乙醇作溶剂，不得少于 8.0%。

【性味与归经】咸，平。归肺、肾经。

【功能与主治】补肺益肾，纳气定喘，助阳益精。用于肺肾不足，虚喘气促，劳嗽咳血，阳痿，遗精。

【用法与用量】3 ～ 6g。用时取出竹片，除去鳞片及头足，剪成小块，多入丸散或酒剂。

【贮藏】用木箱严密封装，常用花椒拌存，置阴凉干燥处，防蛀。

【药材标准】《中国药典》2020 年版一部。

全蜈蚣

Quanwugong

SCOLOPENDRA

【来源】本品为蜈蚣科动物少棘巨蜈蚣 *Scolopendra subspinipes mutilans* L. Koch 的干燥体。

【炮制】净选，干燥。

【性状】本品呈扁平长条形，长 9～15cm，宽 0.5～1cm。由头部和躯干部组成，全体共 22 个环节。头部暗红色或红褐色，略有光泽，有头板覆盖，头板近圆形，前端稍突出，两侧贴有颚肢一对，前端两侧有触角一对。躯干部第一背板与头板同色，其余 20 个背板为棕绿色或墨绿色，具光泽，自第四背板至第二十背板上常有两条纵沟线；腹部淡黄色或棕黄色，皱缩；自第二节起，每节两侧有步足一对；步足黄色或红褐色，偶有黄白色，呈弯钩形，最末一对步足尾状，故又称尾足，易脱落。质脆，断面有裂隙。气微腥，有特殊刺鼻的臭气，味辛、微咸。

【检查】**水分**　不得过 15.0%（《中国药典》2020 年版通则 0832 第二法）。

总灰分　不得过 5.0%（《中国药典》2020 年版通则 2302）。

黄曲霉毒素　照真菌毒素测定法（《中国药典》2020 年版通则 2351）测定。

本品每 1000g 含黄曲霉毒素 B_1 不得过 5μg，黄曲霉毒素 G_2、黄曲霉毒素 G_1、黄曲霉毒素 B_2 和黄曲霉毒素 B_1 总量不得过 10μg。

【浸出物】照醇溶性浸出物测定法（《中国药典》2020 年版通则 2201）项下的热浸法测定，用稀乙醇作溶剂，不得少于 20.0%。

【性味与归经】辛，温；有毒。归肝经。

【功能与主治】息风镇痉，通络止痛，攻毒散结。用于肝风内动，痉挛抽搐，小儿惊风，中风口㖞，半身不遂，破伤风，风湿顽痹，偏正头痛，疮疡，瘰疬，蛇虫咬伤。

【用法与用量】3～5g。用时除去竹片，剪段。

【注意】孕妇禁用。

【贮藏】置干燥处，防霉，防蛀。

【药材标准】《中国药典》2020 年版一部、《广西壮族自治区壮药质量标准（第二卷）》、《广西壮族自治区瑶药材质量标准（第二卷）》。

羊开口

Yangkaikou

MELASTOMAE RADIX ET CAULIS

【来源】本品为野牡丹科植物展毛野牡丹 *Melastoma normale* D.Don 和野牡丹 *Melastoma candidum* L. 的干燥根及茎。

【炮制】除去杂质，洗润，切片或切段，干燥。

【性状】**展毛野牡丹**　为不规则的块片或段，大小不一。根外表面灰白色或黄棕色，有浅的纵向纹，脱落处呈浅棕黄色，可见弯曲纵纹。切面浅黄棕色或浅棕色，质硬而致密。茎外表面灰白色至灰褐色，切面黄白色至浅黄棕色，质坚韧，具纤维性。气微，味涩。

野牡丹　根外表面灰白色、黄棕色或棕红色。

【鉴别】（1）粉末浅黄棕色。石细胞成群或单个散在，类长方形或不规则形状，沟纹明显，直径21～95μm。纤维成束或单个散在，长梭形或两端钝圆，纹孔明显。具缘纹孔导管多见，直径30～106μm。草酸钙簇晶散在，或在薄壁细胞中，直径30～56μm。

（2）取本品粉末5g，加10%（ml/ml）盐酸的75%甲醇溶液30ml，加热回流60分钟，滤过，滤液蒸干，残渣加水20ml使溶解，滤过，取滤液用乙酸丁酯振摇提取2次，每次20ml，合并乙酸丁酯液，蒸干，残渣加甲醇1ml使溶解，作为供试品溶液。另取羊开口对照药材5g，同法制成对照药材溶液。照薄层色谱法（《中国药典》2020年版通则0502）试验，吸取上述两种溶液各8～10μl，分别点于同一硅胶G薄层板上，以三氯甲烷－乙酸丁酯－甲酸（15：4：1）为展开剂，展开，取出，晾干，置紫外光灯（365nm）下检视。供试品色谱中，在与对照药材色谱相应的位置上，显相同颜色的荧光斑点。

（3）取本品粉末5g，加水100ml，煎煮60分钟，滤过，滤液蒸发至20ml，用乙酸乙酯振摇提取2次，每次15ml，合并乙酸乙酯液，蒸干，残渣加甲醇1ml使溶解，作为供试品溶液。另取羊开口对照药材5g，同法制成对照药材溶液。照薄层色谱法（《中国药典》2020年版通则0502）试验，吸取上述两种溶液各8～10μl，分别点于同一硅胶H薄层板上，以三氯甲烷－丁酮－甲酸（8：1：1）的下层溶液为展开剂，展开，取出，晾干，喷以1%三氯化铁乙醇溶液，在105℃加热至斑点显色清晰。供试品色谱中，在与对照药材色谱相应的位置上，显相同颜色的斑点。

【检查】**水分**　不得过13.0%（《中国药典》2020年版通则0832第二法）。

总灰分　不得过8.0%（《中国药典》2020年版通则2302）。

酸不溶性灰分　不得过3.0%（《中国药典》2020年版通则2302）。

【浸出物】照醇溶性浸出物测定法（《中国药典》2020年版通则2201）项下的热浸法测定，

用乙醇作溶剂，不得少于 4.0%。

【**性味与归经**】甘、酸、涩，微温。归大肠、脾经。

【**功能与主治**】收敛，止血，解毒。用于泻痢，崩漏带下，内外伤出血。

【**用法与用量**】6 ～ 15g。

【**注意**】孕妇忌服。

【**贮藏**】置干燥处。

【**药材标准**】《广西壮族自治区瑶药材质量标准（第一卷）》。

羊耳菊

Yang'erju

INULAE CAPPAE HERBA

【来源】本品为菊科植物羊耳菊 *Inula cappa*（Buch.–Ham.）DC. 的干燥地上部分。

【炮制】除去杂质，切段，干燥。

【性状】本品呈段状。茎灰褐色至暗褐色，有的可见细纵皱纹及突起的椭圆形皮孔，叶痕明显，半月形；皮层易剥离；质硬，易折断，断面不平坦。叶片上表面黄绿色，具黄色粗毛；下表面黄白色，被白色绢毛，边缘有小锯齿。有时可见头状花序。气香，味辛、微苦。

【性味与归经】辛、微苦，温。归肝、脾经。

【功能与主治】祛风，利湿，行气化滞。用于风湿性关节痛，胸膈痞闷，疟疾，痢疾，泄泻，产后感冒，肝炎，痔疮，疥癣。

【用法与用量】15～30g。

【贮藏】置干燥处。

【药材标准】《广西中药材标准（1990年版）》《广西壮族自治区壮药质量标准（第一卷）》《广西壮族自治区瑶药材质量标准（第一卷）》。

米泔制苍术

Miganzhicangzhu

ATRACTYLODIS RHIZOMA

【来源】本品为菊科植物茅苍术 *Atractylodes lancea*（Thunb.）DC. 或北苍术 *Atractylodes chinensis*（DC.）Koidz. 的干燥根茎。

【炮制】取原药材，除去杂质，洗净，润透，切中片或厚片；或取净苍术，放入米泔水中浸泡至无干心，炒至表面略有焦斑，取出，放凉。

【性状】本品呈不规则类圆形或条形厚片。外表皮灰棕色至黄棕色，有皱纹，有时可见根痕。切面黄色或棕黄色，散有多数棕色或棕褐色油室，略有焦斑。具焦香气，味微甘、辛、苦。

【鉴别】（1）本品粉末棕色。草酸钙针晶细小，长 5～30μm，不规则地充塞于薄壁细胞中。纤维大多成束，长梭形，直径约至 40μm，壁甚厚，木质化。石细胞甚多，有时与木栓细胞连结，多角形、类圆形或类长方形，直径 20～80μm，壁极厚。菊糖多见，表面呈放射状纹理。

（2）取粉末 0.8g，加甲醇 10ml，超声处理 15 分钟，滤过，取滤液作为供试品溶液。另取苍术对照药材 0.8g，同法制成对照药材溶液。再取苍术素对照品，加甲醇制成每 1ml 含 0.2mg 的溶液，作为对照品溶液。照薄层色谱法（《中国药典》2020 年版通则 0502）试验，吸取供试品溶液和对照药材溶液各 6μl、对照品溶液 2μl，分别点于同一硅胶 G 薄层板上，以石油醚（60～90℃）–丙酮（9：2）为展开剂，展开，取出，晾干，喷以 10% 硫酸乙醇溶液，加热至斑点显色清晰。供试品色谱中，在与对照药材色谱和对照品色谱相应的位置上，显相同颜色的斑点。

【检查】水分　不得过 13.0%（《中国药典》2020 年版通则 0832 第四法）。

总灰分　不得过 7.0%（《中国药典》2020 年版通则 2302）。

【含量测定】避光操作。照高效液相色谱法（《中国药典》2020 年版通则 0512）测定。

色谱条件与系统适用性试验　以十八烷基硅烷键合硅胶为填充剂；以甲醇–水（79：21）为流动相；检测波长为 340nm。理论板数按苍术素峰计算应不低于 5000。

对照品溶液的制备　取苍术素对照品适量，精密称定，加甲醇制成每 1ml 含 20μg 的溶液，即得。

供试品溶液的制备　取本品粉末（过三号筛）约 0.2g，精密称定，置具塞锥形瓶中，精密加入甲醇 50ml，密塞，称定重量，超声处理（功率 320W，频率 40kHz）1 小时，放冷，再称定重量，用甲醇补足减失的重量，摇匀，滤过，取续滤液，即得。

测定法　分别精密吸取对照品溶液与供试品溶液各 10μl，注入液相色谱仪，测定，即得。

本品按干燥品计算，含苍术素（$C_{13}H_{10}O$）不得少于 0.20%。

【性味与归经】辛、苦，温。归脾、胃、肝经。

【功能与主治】燥湿健脾，祛风散寒，明目。用于脘腹胀满，泄泻，水肿，脚气痿躄，风湿痹痛，风寒感冒，夜盲。

【用法与用量】3 ～ 9g。

【贮藏】置阴凉干燥处。

【药材标准】《中国药典》2020 年版一部。

【附注】米泔水制法：米泔水为日常用的淘米水（100kg 大米，用水淘得米泔水 500kg），或大米粉∶水（2∶100）制成米泔水。

买麻藤

Maimateng

GNETI CAULIS

【来源】本品为买麻藤科植物买麻藤 *Gnetum montanum* Markgr. 或小叶买麻藤 *Gnetum parvifolium*（Warb.）C. Y. Cheng 的干燥藤茎。

【炮制】除去杂质，洗润，切厚片，干燥。

【性状】本品呈厚片状，外皮呈棕褐色至黑褐色，略粗糙，具不规则的纵皱或裂纹，有灰褐色的皮孔。斜切片多为椭圆形，切面呈灰褐色至黄褐色，有 2～5 层棕色环，有多数放射状排列的小孔。髓部呈灰棕色至棕褐色。质稍轻。气微，味淡、微苦。

【性味与归经】苦，微温。归肝、肺经。

【功能与主治】祛风活血，消肿止痛，化痰止咳。用于风湿性关节炎，腰肌劳损，筋骨酸软，跌打损伤，骨折，支气管炎，溃疡出血，小便不利，蜂窝组织炎。

【用法与用量】10～30g。外用适量。

【贮藏】置通风干燥处。

【药材标准】《广西中药材标准（第二册）》《广西壮族自治区瑶药材质量标准（第一卷）》。

红天葵

Hongtiankui

BEGONIAE FIMBRISTIPULAE FOLIUM

【来源】本品为秋海棠科植物紫背天葵 *Begonia fimbristipula* Hance 的干燥叶。

【炮制】除去杂质，干燥；或切碎，干燥。

【性状】本品卷缩成不规则团块。完整叶呈卵形或阔卵形，长 2.5 ～ 7cm，宽 2 ～ 6cm，顶端渐尖，基部心形，近对称，边缘有不规则重锯齿和短柔毛，紫红色至暗紫色，两面均被疏或密的粗伏毛，脉上被毛较密，掌状脉 7 ～ 9 条，小脉纤细，明显。叶柄长 2 ～ 6cm，被粗毛。薄纸质。气浓，味酸。用手搓之刺鼻，水浸液呈玫瑰红色。

【性味与归经】甘、淡，凉。归肺、肝经。

【功能与主治】清热凉血，止咳化痰，散瘀消肿。用于中暑发烧，肺热咳嗽，咯血，淋巴结结核，血瘀腹痛，扭挫伤，骨折，烧烫伤。

【用法与用量】6 ～ 9g。外用适量。

【贮藏】置干燥处。

【药材标准】《广西中药材标准（1990 年版）》《广西壮族自治区瑶药材质量标准（第二卷）》。

红云草

Hongyuncao

ARDISIAE MACLURIS HERBA

【来源】本品为紫金牛科植物心叶紫金牛 *Ardisia maclurei* Merr. 的干燥全草。

【炮制】除去杂质，净制，切段，干燥。

【性状】本品为不规则的段状。根茎呈圆柱形，疏生须根，表面红棕色或棕褐色，直径 1～2mm。茎呈类圆柱形，纤细，棕褐色，密被锈色长柔毛。叶片多皱缩、破碎，灰绿色或灰黄色，完整者呈长圆状卵形或椭圆状倒卵形，长 3～8cm，边缘具粗锯齿，有腺点，两面被疏柔毛。气微，味淡。

【鉴别】（1）本品粉末灰绿色或灰褐色。淀粉粒单粒或 2～3 粒组成复粒，脐点呈点状、"人"字状或马蹄状，直径 8～30μm。非腺毛淡黄色至棕黄色，多细胞，常有一至数个细胞缢缩，直径 20～70μm。叶表皮细胞波状弯曲，气孔为不定式。叶肉组织分布腺点，内容物棕红色，直径 35～60μm。纤维周围薄壁细胞中含草酸钙方晶，形成晶纤维。草酸钙方晶存在薄壁细胞中或散在，直径 15～50μm。

（2）取本品粉末 0.5g，加甲醇 10ml，超声处理 30 分钟，滤过，滤液作为供试品溶液。另取红云草对照药材 0.5g，同法制成对照药材溶液。另取岩白菜素对照品适量，加甲醇制成每 1ml 含 0.5mg 的溶液，作为对照品溶液。照薄层色谱法（《中国药典》2020 年版通则 0502）试验，吸取供试品溶液和对照药材溶液各 5～10μl、对照品溶液 2～5μl，分别点于同一硅胶 G 薄层板上，以二氯甲烷 – 乙酸乙酯 – 甲醇 – 甲酸（10：4：2：1）为展开剂，展开，取出，晾干，喷以 2% 三氯化铁乙醇溶液 –2% 铁氰化钾水溶液（1：1），于日光下检视。供试品色谱中，在与对照药材色谱和对照品色谱相应的位置上，显相同颜色的斑点。

【检查】水分　不得过 13.0%（《中国药典》2020 年版通则 0832 第二法）。

总灰分　不得过 12.0%（《中国药典》2020 年版通则 2302）。

酸不溶性灰分　不得过 2.0%（《中国药典》2020 年版通则 2302）。

【浸出物】照醇溶性浸出物测定法（《中国药典》2020 年版通则 2201）项下的热浸法测定，用稀乙醇作溶剂，不得少于 15.0%。

【含量测定】照高效液相色谱法（《中国药典》2020 年版通则 0512）测定。

色谱条件与系统适用性试验　以十八烷基硅烷键合硅胶为填充剂，以甲醇为流动相 A，以 0.4% 磷酸溶液为流动相 B，按下表规定进行梯度洗脱，检测波长为 275nm。理论板数按岩白菜素峰计算应不低于 8000。

时间（分钟）	流动相 A（%）	流动相 B（%）
0～8	4	96
8～9	4 → 14	96 → 86
9～60	14	86

对照品溶液的制备　取岩白菜素对照品适量，精密称定，加50%甲醇制成每1ml含岩白菜素60μg的溶液，即得。

供试品溶液的制备　取本品粉末约1g，精密称定，置锥形瓶中，精密加入50%甲醇20ml，密塞，称定重量，超声处理（功率400W，频率40kHz）45分钟，放冷，再称定重量，用50%甲醇补足减失的重量，摇匀，滤过，取续滤液，即得。

测定法　分别精密吸取对照品溶液与供试品溶液各10μl，注入液相色谱仪，测定，即得。

本品按干燥品计算，含岩白菜素（$C_{14}H_{16}O_9$）不得少于0.08%。

【**性味与归经**】苦，微寒。归肺、肝经。

【**功能与主治**】止咳化痰，凉血止血，祛风通痹，解毒消肿，利水渗湿。用于肿毒，痢疾，咯血，吐血，黄疸，淋证。

【**用法与用量**】9～12g。外用适量。

【**贮藏**】置阴凉干燥处。

【**药材标准**】《广西壮族自治区瑶药材质量标准（第一卷）》。

红鱼眼

Hongyuyan

PHYLLANTHI RETICULATI CAULIS

【来源】本品为大戟科植物无毛龙眼睛 *Phyllanthus reticulatus* Poir. var. *glaber* Muell. Arg. 或龙眼睛 *Phyllanthus reticulatus* Poir. 的干燥茎。

【炮制】除去杂质，净制，干燥；或洗润，切片，干燥。

【性状】本品呈椭圆形或不规则片状，直径2～4cm，厚约5mm。外皮呈浅褐色至棕褐色。可见横长突起的皮孔或不规则鞍裂纹。横切面淡棕色、淡褐红色至褐红色。气微，味淡、涩。

【性味与归经】微涩，平；有小毒。归肝经。

【功能与主治】祛风活血，散瘀消肿。用于风湿关节痛，跌打损伤。

【用法与用量】9～15g，浸酒服或水煎服。

【贮藏】置通风干燥处。

【药材标准】《广西中药材标准（1990年版）》《广西壮族自治区壮药质量标准（第一卷）》。

红 药

Hongyao

CHIRITAE HERBA

【来源】本品为苦苣苔科植物红药 *Chirita longgangensis* W. T. Wang var. *hongyao* S. Z. Huang 的干燥全株。

【炮制】净制，切段，干燥。

【性状】本品呈长短不一的段状。根状茎圆柱形或扁圆柱形，有明显纵皱纹，表面灰黄色至棕红色，粗 4 ～ 7mm；有的有明显 3 枚轮生叶痕，被贴伏短柔毛；切面不平坦，棕红色至棕黑色。叶片多皱缩或破碎，完整者展开后长圆状条形，无柄，长 3 ～ 6cm，宽 0.5 ～ 1cm，顶端微钝，基部渐狭，边缘全缘，两面密被贴伏短柔毛，上表面棕褐色，下表面棕红色。气微，味微涩。

【性味与归经】甘、涩，平；有小毒。归肝、心经。

【功能与主治】温补养血。用于血虚头晕，贫血。

【用法与用量】10 ～ 15g。

【贮藏】置阴凉干燥处。

【药材标准】《广西中药材标准（1990 年版）》《广西壮族自治区壮药质量标准（第一卷）》。

杜仲炭

Duzhongtan

EUCOMMIAE CORTEX

【来源】本品为杜仲科植物杜仲 *Eucommia ulmoides* Oliv. 的干燥树皮。

【炮制】取净杜仲，照炒炭法（《中国药典》2020 年版通则 0213），炒至表面黑褐色，用清水淋洒灭尽火星，取出，干燥。

【性状】本品呈小方块或丝状。表面黑褐色，有明显的皱纹。断面胶丝较少或无。有焦香气，味稍苦。

【检查】水分　不得过 7.0%（《中国药典》2020 年版通则 0832 第二法）。

总灰分　不得过 10.0%（《中国药典》2020 年版通则 2302）。

【浸出物】照醇溶性浸出物测定法（《中国药典》2020 年版通则 2201）项下的热浸法测定，用 75% 乙醇作溶剂，不得少于 10.0%。

【性味与归经】甘，温。归肝、肾经。

【功能与主治】补肝肾，强筋骨，安胎。用于肝肾不足，腰膝酸痛，筋骨无力，头晕目眩，妊娠漏血，胎动不安。

【用法与用量】6 ～ 10g。

【贮藏】置通风干燥处。

【药材标准】《中国药典》2020 年版一部。

杧果核

Mangguohe

MANGIFERAE SEMEN

【来源】本品为漆树科植物杧果 *Mangifera indica* L. 的干燥成熟果核。

【炮制】除去杂质，洗润，切段，干燥。

【性状】本品呈不规则段状及碎块状。种皮及子叶分离。内果皮呈不规则段状，外表面淡黄色或土黄色，有众多纤维，粗糙坚硬；内表面光滑，淡黄色，木质化。种皮纸质，类白色。子叶呈碎块状，暗棕色。气微，味微涩。

【性味】酸、涩，平。

【功能与主治】清热消滞。用于疝气，食滞。

【用法与用量】15 ～ 30g。

【贮藏】置阴凉干燥处。

【药材标准】《广西中药材标准（1990年版）》。

豆豉姜

Douchijiang

LITSEAE RADIX ET RHIZOMA

【来源】本品为樟科植物山鸡椒 *Litsea cubeba*（Lour.）Pers. 的干燥根和根茎。

【炮制】除去杂质，洗润，切片，干燥。

【性状】本品呈不规则片状。表面灰棕色或暗红棕色，可见小裂纹或小点状皮孔。皮薄而脆。断面黄白色、淡黄色或淡棕色，可见数圈圆环或众多针状小孔及放射状纹理。质坚硬，难折断。气香而特异，味微辛、涩。

【性味与归经】辛，温。归肺、脾、胃经。

【功能与主治】祛风除湿，理气止痛。用于感冒，风湿痹痛，胃寒痛，脚气，跌打损伤，肿痛。

【用法与用量】6～30g。外用适量。

【贮藏】置通风干燥处。

【药材标准】《广西中药材标准（第二册）》《广西壮族自治区壮药质量标准（第一卷）》《广西壮族自治区瑶药材质量标准（第二卷）》。

岗　松

Gangsong

BAECKEAE FOLIUM

【来源】本品为桃金娘科植物岗松 *Baeckea frutescens* L. 带有花、果的干燥叶。

【炮制】除去杂质，干燥。

【性状】本品叶呈黄绿色，有短柄，叶片条形或条状锥形，长 0.5 ～ 1cm，宽 0.3 ～ 0.5mm；先端急尖，基部渐狭，全缘；密生透明圆形腺点，上表面有槽，下表面隆起。花小，黄白色，具短梗。蒴果长约 1mm。气微香，味苦、涩。

【性味与归经】苦、涩，寒。归肺、胃经。

【功能与主治】清利湿热，杀虫止痒。用于急性胃肠炎；外治滴虫性阴道炎，皮肤湿疹。

【用法与用量】3 ～ 9g。外用适量。

【贮藏】置阴凉干燥处。

【药材标准】《中国药典》1977 年版一部、《广西壮族自治区壮药质量标准（第一卷）》、《广西壮族自治区瑶药材质量标准（第一卷）》。

诃　子

Hezi

CHEBULAE FRUCTUS

【来源】本品为使君子科植物诃子 *Terminalia chebula* Retz. 或绒毛诃子 *Terminalia chebula* Retz. var. *tomentella* Kurt. 的干燥成熟果实。

【炮制】盐诃子　取净诃子，照盐炙法（《中国药典》2020年版通则0213），炒至药材颜色加深，表面微具焦斑，香气逸出。

每100kg诃子，用食盐2kg。

煨诃子　取净诃子，照煨法（《中国药典》2020年版通则0213），以面粉糊或多层湿纸包裹，煨至面糊或纸变黄色，取出，除去面团或纸，干燥。

【性状】盐诃子　本品为长圆形或卵圆形，长2～4cm，直径2～2.5cm。表面黄棕色或暗棕色，略具光泽；表皮有的脱落，有5～6条纵棱线和不规则的皱纹，皱纹处褐色或黑褐色，基部有圆形果梗痕。质坚实。果肉厚0.2～0.4cm，黄棕色或黄褐色。果核长1.5～2.5cm，直径1～1.5cm，浅黄色，粗糙，坚硬。种子狭长纺锤形，长约1cm，直径0.2～0.4cm，种皮黄棕色，子叶2，白色，相互重叠卷旋。气微香，味咸、酸涩后甜。

煨诃子　形同盐诃子，深黄或深棕色。微有香气，味酸涩后甜。

【鉴别】盐诃子（1）本品粉末黄白色或黄褐色。纤维淡黄色，成束，纵横交错排列或与石细胞、木化厚壁细胞相连结。石细胞类方形、类多角形或呈纤维状，直径14～40μm，长至130μm，壁厚，孔沟细密；胞腔内偶见草酸钙方晶和砂晶。木化厚壁细胞淡黄色或无色，呈长方形、多角形或不规则形，有的一端膨大成靴状；细胞壁上纹孔密集；有的含草酸钙簇晶或砂晶。草酸钙簇晶直径5～40μm，单个散在或成行排列于细胞中。

（2）取本品（去核）粉末0.5g，加无水乙醇30ml，加热回流30分钟，滤过，滤液蒸干，残渣用甲醇5ml使溶解，通过中性氧化铝柱（100～200目，5g，内径为2cm），用稀乙醇50ml洗脱，收集洗脱液，蒸干，残渣用水5ml溶解后通过C18（300mg）固相萃取小柱，用30%甲醇10ml洗脱，弃去30%甲醇液，再用甲醇10ml洗脱，收集洗脱液，回收溶剂至干，残渣加甲醇1ml使溶解，作为供试品溶液。另取诃子对照药材0.5g，同法制成对照药材溶液。照薄层色谱法（《中国药典》2020年版通则0502）试验，吸取上述两种溶液各4μl，分别点于同一硅胶G薄层板上，以甲苯－冰醋酸－水（12∶10∶0.4）为展开剂，展开，取出，晾干，喷以10%硫酸乙醇溶液，在105℃加热至斑点显色清晰，置紫外光灯（365nm）下检视。供试品色谱中，在与对照药材色谱相应的位置上，显相同颜色的荧光斑点。

【检查】水分　盐诃子　不得过13.0%（《中国药典》2020年版通则0832第二法）。

总灰分　盐诃子　不得过 5.0%（《中国药典》2020 年版通则 2302）。

【浸出物】盐诃子　照水溶性浸出物测定法（《中国药典》2020 年版通则 2201）项下的冷浸法测定，不得少于 30.0%。

【性味与归经】苦、酸、涩，平。归肺、大肠经。

【功能与主治】涩肠止泻，敛肺止咳，降火利咽。用于久泻久痢，便血脱肛，肺虚喘咳，久嗽不止，咽痛音哑。

【用法与用量】3 ～ 10g。

【贮藏】置干燥处。

【药材标准】《中国药典》2020 年版一部。

灵芝片

Lingzhipian

GANODERMA

【来源】本品为多孔菌科真菌赤芝 *Ganoderma lucidum*（Leyss. ex Fr.）Karst. 或紫芝 *Ganoderma sinense* Zhao，Xu et Zhang 的干燥子实体。

【炮制】净制，切片，干燥。

【性状】呈长条形或不规则的厚片，大小不一。菌盖上表面棕黄色至棕褐色，有光泽或无；或菌盖上表面紫黑色，有的有漆样光泽，有的被有粉尘样的黄褐色孢子。下表面黄白色至深棕色，密生小孔状菌管孔。切面疏松，分为2层，菌肉层较厚，淡棕色、灰褐色或锈褐色，有排列整齐的条纹。菌柄表面黄褐色至紫褐色，光亮。气微香，味苦涩。

【鉴别】（1）本品粉末浅棕色、棕褐色至紫褐色。菌丝散在或粘结成团，无色或浅棕色，细长，稍弯曲，有分枝，直径 2.5～6.5μm。孢子褐色，卵形，顶端平截，外壁无色，内壁有疣状突起，长 8～12μm，宽 5～8μm。

（2）取本品粉末 2g，加乙醇 30ml，加热回流 30 分钟，滤过，滤液蒸干，残渣加甲醇 2ml 使溶解，作为供试品溶液。另取灵芝对照药材 2g，同法制成对照药材溶液。照薄层色谱法（《中国药典》2020 年版通则 0502）试验，吸取上述两种溶液各 4μl，分别点于同一硅胶 G 薄层板上，以石油醚（60～90℃）– 甲酸乙酯 – 甲酸（15：5：1）的上层溶液为展开剂，展开，取出，晾干，置紫外光灯（365nm）下检视。供试品色谱中，在与对照药材色谱相应的位置上，显相同颜色的荧光斑点。

（3）取本品粉末 1g，加水 50ml，加热回流 1 小时，趁热滤过，滤液置蒸发皿中，用少量水分次洗涤容器，合并洗液并入蒸发皿中，置水浴上蒸干，残渣加水 5ml 使溶解，置 50ml 离心管中，缓慢加入乙醇 25ml，不断搅拌，静置 1 小时，离心（转速为每分钟 4000 转），取沉淀物，用乙醇 10ml 洗涤，离心，取沉淀物，烘干，放冷，加入 4mol/L 三氟乙酸溶液 2ml，置 10ml 安瓿瓶或顶空瓶中，封口，混匀，在 120℃水解 3 小时，放冷，水解液转移至 50ml 烧瓶中，用 2ml 水洗涤容器，洗涤液并入烧瓶中，60℃减压蒸干，用 70% 乙醇 2ml 使溶解，置离心管中，离心，取上清液作为供试品溶液。另取半乳糖对照品、葡萄糖对照品、甘露糖对照品和木糖对照品适量，精密称定，加 70% 乙醇制成每 1ml 各含 0.1mg 的混合溶液，作为对照品溶液。照薄层色谱法（《中国药典》2020 年版通则 0502）试验，吸取上述两种溶液各 3μl，分别点于同一高效硅胶 G 薄层板上，以正丁醇 – 丙酮 – 水（5：1：1）为展开剂，展开，取出，晾干，喷以对氨基苯甲酸溶液（取 4– 氨基苯甲酸 0.5g，溶于冰醋酸 9ml 中，加水 10ml 和 85% 磷酸溶液 0.5ml，混匀），在 105℃加热约 10 分钟，置紫外光灯（365nm）

下检视。供试品色谱中，在与对照品色谱相应的位置上，显相同颜色的荧光斑点。其中最强荧光斑点为葡萄糖，甘露糖和半乳糖荧光斑点强度相近，位于葡萄糖斑点上、下两侧，木糖斑点在甘露糖上，荧光斑点强度最弱。

【检查】水分　不得过 17.0%（《中国药典》2020 年版通则 0832 第二法）。

总灰分　不得过 3.2%。（《中国药典》2020 年版通则 2302）。

【浸出物】照水溶性浸出物测定法（《中国药典》2020 年版通则 2201）项下的热浸法测定，不得少于 3.0%。

【含量测定】多糖　对照品溶液的制备　取无水葡萄糖对照品适量，精密称定，加水制成每 1ml 含 0.12mg 的溶液，即得。

标准曲线的制备　精密量取对照品溶液 0.2ml、0.4ml、0.6ml、0.8ml、1.0ml、1.2ml，分别置 10ml 具塞试管中，各加水至 2.0ml，迅速精密加入硫酸蒽酮溶液（精密称取蒽酮 0.1g，加硫酸 100ml 使溶解，摇匀）6ml，立即摇匀，放置 15 分钟后，立即置冰浴中冷却 15 分钟，取出，以相应的试剂为空白，照紫外 – 可见分光光度法（《中国药典》2020 年版通则 0401），在 625nm 波长处测定吸光度，以吸光度为纵坐标，浓度为横坐标，绘制标准曲线。

供试品溶液的制备　取本品粉末约 2g，精密称定，置圆底烧瓶中，加水 60ml，静置 1 小时，加热回流 4 小时，趁热滤过，用少量热水洗涤滤器和滤渣，将滤渣及滤纸置烧瓶中，加水 60ml，加热回流 3 小时，趁热滤过，合并滤液，置水浴上蒸干，残渣加水 5ml 使溶解，边搅拌边缓慢滴加乙醇 75ml，摇匀，在 4℃放置 12 小时，离心，弃去上清液，沉淀物用热水溶解并转移至 50ml 量瓶中，放冷，加水至刻度，摇匀，取溶液适量，离心，精密量取上清液 3ml，置 25ml 量瓶中，加水至刻度，摇匀，即得。

测定法　精密量取供试品溶液 2ml，置 10ml 具塞试管中，照标准曲线制备项下的方法，自"迅速精密加入硫酸蒽酮溶液 6ml"起，同法操作，测定吸光度，从标准曲线上读出供试品溶液中无水葡萄糖的含量，计算，即得。

本品按干燥品计算，含灵芝多糖以无水葡萄糖（$C_6H_{12}O_6$）计，不得少于 0.90%。

三萜及甾醇　对照品溶液的制备　取齐墩果酸对照品适量，精密称定，加甲醇制成每 1ml 含 0.2mg 的溶液，即得。

标准曲线的制备　精密量取对照品溶液 0.1ml、0.2ml、0.3ml、0.4ml、0.5ml，分别置 15ml 具塞试管中，挥干，放冷，精密加入新配制的香草醛冰醋酸溶液（精密称取香草醛 0.5g，加冰醋酸使溶解成 10ml，即得）0.2ml、高氯酸 0.8ml，摇匀，在 70℃水浴中加热 15 分钟，立即置冰浴中冷却 5 分钟，取出，精密加入乙酸乙酯 4ml，摇匀，以相应试剂为空白，照紫外 – 可见分光光度法（《中国药典》2020 年版通则 0401），在 546nm 波长处测定吸光度，以吸光度为纵坐标、浓度为横坐标绘制标准曲线。

供试品溶液的制备　取本品粉末约 2g，精密称定，置具塞锥形瓶中，加乙醇 50ml，超声处理（功率 140W，频率 42kHz）45 分钟，滤过，滤液置 100ml 量瓶中，用适量乙醇，分次洗涤滤器和滤渣，洗液并入同一量瓶中，加乙醇至刻度，摇匀，即得。

测定法　精密量取供试品溶液 0.2ml，置 15ml 具塞试管中，照标准曲线制备项下的方法，自"挥干"起，同法操作，测定吸光度，从标准曲线上读出供试品溶液中齐墩果酸的含量，计算，即得。

本品按干燥品计算，含三萜及甾醇以齐墩果酸（$C_{30}H_{48}O_3$）计，不得少于 0.50%。

【性味与归经】甘，平。归心、肺、肝、肾经。

【功能与主治】补气安神，止咳平喘。用于心神不宁，失眠心悸，肺虚咳喘，虚劳短气，不思饮食。

【用法与用量】6 ～ 12g。

【贮藏】置干燥处，防霉，防蛀。

【药材标准】《中国药典》2020 年版一部。

玫瑰茄

Meiguiqie

HIBISCI SABDARIFFAE CALYX

【来源】本品为锦葵科植物玫瑰茄 *Hibiscus sabdariffa* L. 的干燥花萼。

【炮制】除去杂质，净制，干燥。

【性状】本品略呈圆锥状或不规则形，长 2.5 ～ 4cm，直径约 2cm，紫红色至紫黑色，5 裂，裂片披针形；下部可见与花萼愈合的小苞片，10 裂，披针形，基部具有去除果实后留下的空洞。外表面有线状条纹，内表面基部黄褐色，偶见稀疏的粗毛。体轻，质脆。气微清香，味酸。

【性味】酸，凉。

【功能与主治】清热解暑，开胃生津，解毒利水。用于暑热口渴，作为高温、刺激性气体作业清凉剂。

【用法与用量】4 ～ 5g。

【贮藏】置干燥处。

【药材标准】《广西中药材标准（1990 年版）》。

茉莉花

Molihua

JASMINI SAMBACIS FLOS

【来源】本品为木犀科植物茉莉 *Jasminum sambac*（Linn.）Ait. 的干燥花蕾及初开的花。

【炮制】除去杂质，干燥。

【性状】本品多皱缩，呈类圆型、宽卵形、椭圆形或不规则形。花或花蕾长 1.2～2cm，宽 1～1.5cm，苞片微小，锥形，长 0.4～0.8cm。花梗长 0.3～2cm；花萼无毛或疏被短柔毛，裂片线形，长 0.5～0.7cm。花冠黄白色、淡黄色或黄棕色，花冠管长 0.7～1.5cm，裂片长圆形至近圆形，宽 0.5～0.9cm，先端圆或钝。气极香，味微苦。

【鉴别】（1）取本品粉末 1g，加乙醇 40ml，超声处理 30 分钟，滤过，滤液蒸干，残渣加乙醇 1ml 使溶解，作为供试品溶液。另取茉莉花对照药材 1g，同法制成对照药材溶液。再取槲皮素对照品，加甲醇制成每 1ml 含 0.25mg 的溶液，作为对照品溶液。照薄层色谱法（《中国药典》2020 年版通则 0502）试验，吸取供试品溶液及对照药材溶液各 2～3μl、对照品溶液 1μl，分别点于同一硅胶 G 薄层板上，以甲苯 – 甲酸乙酯 – 甲酸（6：4：0.5）为展开剂，展开，取出，晾干，喷以三氯化铝试液，在 105℃加热至斑点显色清晰，置紫外光灯（365nm）下检视。供试品色谱中，在与对照药材色谱和对照品色谱相应的位置上，显相同颜色的荧光斑点。

（2）取本品粉末 1g，加乙醇 40ml，冷浸 1 小时，滤过，滤液蒸干，残渣加乙醇 1ml 使溶解，作为供试品溶液。另取茉莉花对照药材 1g，同法制成对照药材溶液。再取齐墩果酸对照品，加甲醇制成每 1ml 含 1.5mg 的对照品溶液。照薄层色谱法（《中国药典》2020 年版通则 0502）试验，吸取供试品溶液及对照药材溶液各 2～3μl、对照品溶液 1μl，分别点于同一硅胶 G 薄层板上，以甲苯 – 乙酸乙酯 – 冰醋酸（6：1.5：0.5）为展开剂，展开，取出，晾干，喷以 10% 硫酸乙醇溶液，在 110℃加热至斑点显色清晰，分别置日光和紫外光灯（365nm）下检视。供试品色谱中，在与对照药材色谱和对照品色谱相应的位置上，显相同颜色的斑点或荧光斑点。

【检查】水分　不得过 11.0%（《中国药典》2020 年版通则 0832 第二法）。

总灰分　不得过 9.0%（《中国药典》2020 年版通则 2302）。

酸不溶性灰分　不得过 0.30%（《中国药典》2020 年版通则 2302）。

【浸出物】照醇溶性浸出物测定法（《中国药典》2020 年版通则 2201）项下的热浸法测定，用乙醇作溶剂，不得少于 17.0%。

【含量测定】照高效液相色谱法（《中国药典》2020 年版通则 0512）测定。

色谱条件与系统适用性实验 以十八烷基硅烷键合硅胶为填充剂；以甲醇 – 水（55∶45）为流动相；检测波长为360nm。理论板数按槲皮素峰计算应不低于3000。

对照品溶液的制备 取槲皮素对照品、山柰酚对照品适量，精密称定，加甲醇制成每1ml含槲皮素55μg、山柰酚10μg的混合溶液，即得。

供试品溶液的制备 取本品粉末（过四号筛）0.2g，精密称定，置具塞锥形瓶中，精密加甲醇 –25%盐酸（4∶1）10ml，称定重量，加热回流1小时，放冷，再称定重量，用甲醇 –25%盐酸（4∶1）补足减失的重量，滤过，取续滤液，即得。

测定法 分别精密吸取对照品溶液与供试品溶液各20μl，注入液相色谱仪，测定，即得。

本品按干燥品计算，含槲皮素（$C_{15}H_{10}O_7$）和山柰酚（$C_{15}H_{10}O_6$）的总量不得少于0.40%。

【**性味与归经**】辛、微甘，温。归肝、脾、胃经。

【**功能与主治**】理气止痛，辟秽开郁。用于湿浊中阻，胸膈不舒，泻痢腹痛，头晕头痛，目赤，疮毒。

【**用法与用量**】2～4g，水煎或泡茶服。外用适量。

【**注意**】孕妇忌服。

【**贮藏**】置阴凉干燥处。

【**药材标准**】《广西壮族自治区壮药质量标准（第二卷）》。

茉莉根

Moligen

JASMINI SAMBACIS RADIX ET RHIZOMA

【来源】本品为木犀科植物茉莉 *Jasminum sambac*（Linn.） Ait. 的干燥根及根茎。

【炮制】除去杂质，净制，干燥；或洗润，切片，干燥。

【性状】本品为不规则片状或短段。根圆柱形，直径 2 ～ 8mm，表面黄褐色，有较多侧根及须根，并具纵向细皱纹。根茎圆柱形，呈不规则结节状，直径 0.5 ～ 1.5cm，节部膨大，表面黄褐色或灰绿色。质坚硬，切面皮部灰黄色，木部黄白色。气微，味涩、微苦。

【鉴别】（1）本品粉末灰白色。淀粉粒多为复粒，由 2 ～ 8 个分粒组成。纤维短梭形，直径 15 ～ 30μm，长 60 ～ 150μm。石细胞散在或成群，类方形或长方形，直径 60 ～ 140μm。导管主为具缘纹孔导管，可见螺纹导管，直径 15 ～ 55μm。木栓细胞灰褐色，垂周壁微波状加厚。薄壁组织中含草酸钙柱晶或短针晶，直径 2 ～ 10μm。

（2）取本品粉末 1g，加甲醇 25ml，密塞，超声提取 30 分钟，滤过，滤液浓缩至 1ml，作为供试品溶液。另取茉莉根对照药材 1g，同法制成对照药材溶液。照薄层色谱法（《中国药典》2020 年版通则 0502）试验，吸取上述两种溶液各 2μl，分别点于同一硅胶 G 薄层板上，以三氯甲烷 – 甲醇 – 甲酸（15 ：1 ：0.5）为展开剂，饱和 30 分钟，展开，展距 17cm，取出，晾干，喷以 5% 磷钼酸试液，在 105℃加热至斑点显色清晰。供试品色谱中，在与对照药材色谱相应的位置上，显相同颜色的斑点。

【检查】水分　不得过 12.0%（《中国药典》2020 年版通则 0832 第二法）。

总灰分　不得过 10.0%（《中国药典》2020 年版通则 2302）。

酸不溶性灰分　不得过 7.0%（《中国药典》2020 年版通则 2302）。

【浸出物】照醇溶性浸出物测定法（《中国药典》2020 年版通则 2201）项下的热浸法测定，用稀乙醇作溶剂，不得少于 20.0%。

【性味与归经】苦，热；有小毒。归肝经。

【功能与主治】麻醉，止痛。用于头痛，失眠，跌打损伤，龋齿疼痛。

【用法与用量】1 ～ 1.5g，研末或磨汁服。外用适量，捣碎外敷或塞龋洞。

【注意】内服宜慎。

【贮藏】置干燥处。

【药材标准】《广西壮族自治区壮药质量标准（第二卷）》。

苦瓜干

Kuguagan

MOMORDICAE CHARANTIAE FRUCTUS

【来源】本品为葫芦科植物苦瓜 *Momordica charantia* L. 的干燥将近成熟果实。

【炮制】除去杂质，净制，干燥。

【性状】本品呈椭圆形或矩圆形的薄片状，长 3 ～ 15cm，宽 1 ～ 3cm，厚 2 ～ 8mm。全体皱缩，弯曲，少数带有果柄。果皮浅灰绿色或浅灰棕色，粗糙，具纵皱纹或瘤状突起。有时夹有种子或种子脱落后留下的孔洞。质脆，易断，断面不平整。气微，味苦。

【性味与归经】苦，寒。归心、脾、胃经。

【功能与主治】清暑涤热，明目，解毒。用于中暑，痢疾，赤眼疼痛，痈肿丹毒，恶疮。

【用法与用量】15 ～ 30g。

【贮藏】置干燥处，防蛀，防霉。

【药材标准】《广西中药材标准（1990 年版）》《广西壮族自治区壮药质量标准（第二卷）》。

苦瓜霜

Kuguashuang

MOMORDICAE ET MIRABILITUM PRAEPARATUM

【来源】本品为葫芦科植物苦瓜 *Momordica charantia* L. 的近成熟果实与皮硝经加工制成。

【炮制】取新鲜苦瓜用水洗净，将苦瓜切碎，与皮硝混合，装入制霜罐中，制霜，干燥，即得。

【性状】本品为类白色至黄白色的结晶性粉末。气微，味咸，微苦。

【鉴别】（1）本品的水溶液显钠盐（《中国药典》2020年版通则0301）与硫酸盐（《中国药典》2020年版通则0301）的鉴别反应。

（2）取本品粉末1g，加6mol/L盐酸溶液15ml，置沸水浴中加热回流2小时，放冷，滤过，滤液蒸干，用70%乙醇20ml分次洗涤残渣及析出的结晶，搅拌，滤过，合并滤液，蒸干，残渣加水20ml使溶解，加在732型强酸性阳离子交换树脂柱（内径为1.5～2cm，柱长为8cm）上，用水200ml洗脱，弃去水液，再用氨溶液（浓氨溶液10ml→100ml）100ml洗脱，收集洗脱液，蒸干，残渣加70%乙醇2ml使溶解，作为供试品溶液。另取丙氨酸对照品、谷氨酸对照品，加70%乙醇制成每1ml含丙氨酸0.3mg、谷氨酸0.6mg的混合溶液，作为对照品溶液。照薄层色谱法（《中国药典》2020年版通则0502）试验，吸取供试品溶液1～2μl、对照品溶液1μl，分别点于同一硅胶G薄层板上，使成条状，以正丙醇－浓氨溶液（7∶3）为展开剂，展开，取出，晾干，喷以茚三酮试液，在105℃加热至斑点显色清晰。供试品色谱中，在与对照品色谱相应的位置上，显相同颜色的斑点。

【检查】重金属　取本品粉末1.0g，依法检查（《中国药典》2020年版通则0821第二法），含重金属不得过10mg/kg。

砷盐　取本品粉末0.20g，加水23ml溶解，加盐酸5ml，依法检查（《中国药典》2020年版通则0822第一法），含砷量不得过10mg/kg。

【含量测定】取本品粉末约0.4g，精密称定，加水150ml，振摇溶解，滤过，沉淀用水50ml分3次洗涤，滤过，合并滤液，加盐酸1ml，煮沸，不断搅拌，并缓缓加入热氯化钡试液（约20ml），至不再生成沉淀，置水浴上加热30分钟，静置1小时，用无灰滤纸或称定重量的古氏坩埚滤过，沉淀用水分次洗涤，至洗液不再显氯化物的反应，干燥，并炽灼至恒重，精密称定，与0.6086相乘，即得供试品中含有硫酸钠（Na_2SO_4）的重量。

本品按干燥品计算，含硫酸钠（Na_2SO_4）不得少于75.0%。

【性味与归经】咸、苦，寒。归脾、胃、肺经。

【功能与主治】泻火解毒，清利咽喉。用于热病烦渴，咽喉肿痛，口舌热疮，单双乳蛾；外用擦痱子。

【用法与用量】1 ～ 3g。外用适量。

【贮藏】密封，置干燥处。

枫荷桂

Fenghegui

ARTOCARPI RADIX

【来源】本品为桑科植物二色桂木 *Artocarpus styracifolius* Pierre 的干燥根。

【炮制】除去杂质，洗润，切片或切块，干燥。

【性状】本品应呈类圆形或不规则块片状。外表面棕褐色或棕红色，外层栓皮脱落后的内层栓皮呈红色，质硬。切面皮部棕褐色或灰黄色，木部呈浅棕黄色或浅棕红色，具细密的放射性纹理及小孔。气微，味淡、微涩。

【性味】甘，温。

【功能与主治】祛风除湿，舒筋活血。用于风湿性关节炎，腰肌劳损，慢性腰腿痛，半身不遂，跌打损伤，扭挫伤。

【用法与用量】15 ～ 30g。外用适量，浸酒。

【贮藏】置干燥处，防蛀。

【药材标准】《广西中药材标准（第二册）》。

刺五加皮

Ciwujiapi

ACANTHOPANACIS SENTICOSI CORTEX

【来源】本品为五加科植物刺五加 *Acanthopanax senticosus*（Rupr. et Maxim.）Harms 的干燥茎皮。

【炮制】除去杂质，洗润，切碎，干燥。

【性状】本品呈卷筒状或不规则的丝条状，厚 1～2mm。外表面灰褐色或棕褐色，具纵皱纹和点状皮孔，内表面浅黄褐色。质稍硬而韧，切面略显纤维性。气微，味辛、微苦。

【鉴别】取本品粉末 2g，加甲醇 15ml，温浸 30 分钟，滤过。取滤液 1ml，蒸干，加醋酐 1ml 与硫酸 1～2 滴，显黄色，渐变为红色、紫色、青色、污绿色；另取滤液数滴，点于滤纸上，干后置紫外光灯（365nm）下检视，显淡蓝色荧光，再滴加硼酸饱和的丙酮溶液与 10％枸橼酸溶液各 1 滴，干后置紫外光灯下检视，有强烈的黄绿色荧光。

【性味】辛、微苦，温。

【功能与主治】益气健脾，补肾安神。用于脾肾阳虚，腰膝酸软，体虚乏力，失眠，多梦，食欲不振。

【用法与用量】5～10g。

【贮藏】置干燥处。

【药材标准】《广西中药材标准（第二册）》。

刺　苋

Cixian

AMARANTHI HERBA SEU RADIX

【来源】本品为苋科植物刺苋 *Amaranthus spinosus* L. 的干燥全草或根。

【炮制】除去杂质，净制，切段，干燥。

【性状】本品为长短不一的段状。根圆锥状，表面浅灰黄色，切面类白色。茎表面淡黄绿色至黄色，有深纵槽，直径可达 2cm，体轻，质韧，切面类白色。叶片灰绿色，多破碎脱落，完整者长卵形，基部楔形，边全缘或波状，托叶二枚变为锐刺。穗状花序密生小花。胞果卵形。种子细小，黑色。气微，味淡。

【性味与归经】甘、淡，凉。归脾、胃经。

【功能与主治】清热利湿，解毒消肿，凉血止血。用于赤白痢疾，湿热腹泻，痔疮出血，白浊，血淋，皮肤湿疹。

【用法与用量】15 ～ 60g。

【注意】下痢体虚者及孕妇忌服。

【贮藏】置通风干燥处。

【药材标准】《广西中药材标准（1990 年版）》《广西壮族自治区瑶药材质量标准（第二卷）》。

肾 茶

Shencha

CLERODENDRANTHI SPICATI HERBA

【来源】本品为唇形科植物肾茶 *Clerodendranthus spicatus*（Thunb.）C. Y. Wu ex H. W. Li 的干燥地上部分。

【炮制】除去杂质，净制，切段，干燥。

【性状】本品呈不规则的段状。茎方柱形，直径 0.2～1.5cm，节稍膨大；老茎表面灰棕色或灰褐色，有纵皱纹或纵沟，小枝紫褐色或紫红色，被短小柔毛。叶对生，皱缩，完整者展平后呈卵形或卵状披针形，具小柔毛，长 2～5cm，宽 1～3cm，先端尖，基部楔形，有的叶缘具锯齿。气微，味淡、微苦。

【鉴别】（1）本品茎横切面：表皮细胞数列，有时可见非腺毛。皮层薄壁细胞 5～10 列，于棱角处有厚角细胞 3～6 列。中柱鞘纤维木化，3～10 个成群，断续成环。形成层明显。木质部导管单个，少数 2～3 个相聚，径向散列。髓部薄壁细胞较大。

粉末绿褐色。纤维成束，直径 26～46μm。叶表皮细胞垂周壁稍弯曲，气孔直轴式。腺毛头部单细胞，直径 41～63μm，腺柄单细胞。非腺毛由 1～8 个细胞组成，基部直径 31～80μm，壁厚，具壁疣。腺鳞头部 8 细胞，柄单细胞，极短。

（2）取本品粉末 0.5g，精密称定，加乙醇 30ml，浸泡过夜，超声处理 30 分钟，滤过，滤渣加入乙醇 20ml，超声处理 30 分钟，合并滤液，蒸干，残渣加甲醇 5ml 使溶解，作为供试品溶液。另取肾茶对照药材 0.5g，同法制成对照药材溶液。照薄层色谱法（《中国药典》2020 年版通则 0502）试验，分别吸取对照药材溶液 10μl、供试品溶液 1～10μl，点于同一硅胶 G 薄层板上，以甲苯-甲酸乙酯-甲酸（5：4：0.8）为展开剂，置盐酸蒸气饱和的展开缸内，预饱和 30 分钟，展开，取出，晾干，喷以 2% 三氯化铝甲醇溶液，挥干，置紫外光灯（365nm）下检视。供试品色谱中，在与对照药材色谱相应的位置上，显相同颜色的荧光斑点。

【检查】水分　不得过 12.0%（《中国药典》2020 年版通则 0832 第二法）。

总灰分　不得过 10.0%（《中国药典》2020 年版通则 2302）。

酸不溶性灰分　不得过 3.0%（《中国药典》2020 年版通则 2302）。

【浸出物】照水溶性浸出物测定法（《中国药典》2020 年版通则 2201）项下的热浸法测定，不得少于 18.0%。

【性味与归经】甘、微苦，凉。归肾经。

【功能与主治】清热祛湿，排石通淋。用于风湿痹痛，腰腿痛，石淋，热淋。

【用法与用量】10 ～ 20g。

【注意】脾胃虚寒者慎用。

【贮藏】置干燥处。

【药材标准】《广西壮族自治区壮药质量标准（第二卷）》。

昆明山海棠

Kunmingshanhaitang

TRIPTERYGII HYPOGLAUCI RADIX

【来源】本品为卫矛科植物昆明山海棠 *Tripterygium hypoglaucum*（Levl.）Hutch. 的干燥根。

【炮制】除去杂质，净制，干燥；或洗润，切片，干燥。

【性状】本品呈类圆形的片或不规则的块状，直径 0.4～5cm。表面橙黄色或棕褐色，有细纵纹和横裂纹，易剥落。质坚硬。切面皮部棕黄色或淡棕黄色，木部淡棕色或淡黄白色。气微，味涩、苦。

【鉴别】取本品粗粉 2g，加 5% 乙醇的三氯甲烷溶液 20ml，振摇 30 分钟，静置，滤过。滤液蒸干，残渣用三氯甲烷 2ml 使溶解，作为供试品溶液。另取昆明山海棠对照药材 2g，同法制成对照药材溶液。照薄层色谱法（《中国药典》2020 年版通则 0502）试验，吸取上述两种溶液各 5～10μl，分别点于同一硅胶 G 薄层板上，以环己烷–丙酮（5：3）为展开剂，展开，取出，晾干，喷以 10% 磷钼酸乙醇溶液，105℃烘约 5 分钟。供试品色谱中，在与对照药材色谱相应的位置上，显相同颜色的斑点。

【性味】苦、涩，温；有剧毒。

【功能与主治】续筋接骨，祛瘀通络。用于风湿疼痛，类风湿关节炎，跌打损伤，骨折。

【用法与用量】0.9～1.5g。外用适量。

【注意】本品有剧毒，不可多服。孕妇及体弱者忌服。

【贮藏】置干燥处。

【药材标准】《广西中药材标准（第二册）》。

岩黄连

Yanhuanglian

CORYDALIS SAXICOLAE HERBA

【来源】本品为罂粟科植物石生黄堇 *Corydalis saxicola* Bunting 的干燥全草。

【炮制】除去杂质，净制，切段，干燥。

【性状】本品呈不规则的段。根呈类圆柱状或圆锥状，稍扭曲，下部有分支，直径0.5～2cm，表面淡黄色至棕黄色，具纵皱裂纹或纵沟。栓皮发达，易剥落，断面不整齐，似朽木状，皮部与木部界限不明显，质松。叶柄柔软；叶片多皱缩破碎，淡黄绿色，末回裂片菱形或卵形。气微，味苦、涩。

【鉴别】取本品粉末5g，加入乙醇25ml，加热回流1小时，滤过，滤液水浴浓缩至干，加入盐酸溶液（pH 2～3）5ml 使溶解，滤过，滤液供下述试验：

（1）取滤液1滴点在滤纸上，晾干，置紫外光灯（365nm）下检视，显金黄色荧光。

（2）取滤液1ml，加入碘化铋钾试液1滴，发生红棕色沉淀。

（3）取滤液5～8滴，加入1%铁氰化钾溶液1滴及1%三氯化铁溶液1滴显草绿色，渐变为深绿色、蓝色。

（4）取滤液1ml，加入重铬酸钾试液1滴，即发生黄色沉淀。

（5）取滤液1ml，加入氢氧化钠试液1～2滴，显橙红色，加入丙酮1～2滴，即发生混浊，放置后生成黄色沉淀。

【性味与归经】苦，凉。归肝经。

【功能与主治】清利湿热，散瘀消肿。用于疮疖肿毒，肝炎，肝硬化，肝癌。

【用法与用量】3～15g。外用适量。

【贮藏】置干燥处。

【药材标准】《广西中药材标准（1990年版）》《广西壮族自治区壮药质量标准（第一卷）》《广西壮族自治区瑶药材质量标准（第二卷）》。

罗汉茶

Luohancha

ENGELHARDIAE FOLIUM

【来源】本品为胡桃科植物黄杞 *Engelhardia roxburghiana* Wall. 的干燥叶。

【炮制】除去杂质，净制，切段，干燥。

【性状】本品呈不规则碎段。叶全缘，两面黄绿色或黄棕色，无毛，主脉于下表面显著突起；叶轴和小叶柄均无毛，可见有细小的点状腺体；薄革质。气微，味微甘。

【鉴别】（1）本品横切面：上表皮细胞类方形，外被角质层；下表皮细胞较小，栅栏组织为 2～3 列细胞；海绵组织约占叶肉的 1/2；主脉维管束外韧型，类三角状或半圆形，中柱鞘纤维为数列细胞排成环状，韧皮部较大的细胞中具黄棕色内含物。

本品表面观：下表皮细胞垂周壁波状弯曲；具腺鳞，直径 130～150μm；气孔为不定式，副卫细胞 4～7 个。

（2）取本品粗粉 1g，加乙醇 10ml，回流 30 分钟，滤过，滤液蒸干，残渣加水 10ml 使溶解，滤过，滤液加乙酸乙酯提取 2 次，每次 10ml，合并乙酸乙酯液，蒸干，残渣加甲醇 1ml 使溶解，作为供试品溶液。另取罗汉茶对照药材 1g，同法制成对照药材溶液。照薄层色谱法（《中国药典》2020 年版通则 0502）试验，吸取上述两种溶液各 5～10μl 分别点于同一硅胶 G 薄层板上，以三氯甲烷 – 甲醇 – 冰醋酸（8∶2∶0.5）为展开剂，展开，取出，晾干，喷以 1% 的三氯化铝乙醇溶液，置紫外光灯（365nm）下观察。供试品色谱中，在与对照药材色谱相应的位置上，显相同颜色的荧光斑点。

【检查】**水分** 不得过 13.0%（《中国药典》2020 年版通则 0832 第二法）。

总灰分 不得过 5.6%（《中国药典》2020 年版通则 2302）。

【浸出物】照水溶性浸出物测定法（《中国药典》2020 年版通则 2201）项下的热浸法，不得少于 11.0%。

【含量测定】照高效液相色谱法（《中国药典》2020 年版通则 0512）测定。

色谱条件与系统适用性试验 以十八烷基硅烷键合硅胶为填充剂；以甲醇 –0.1% 磷酸溶液（40∶60）为流动相；检测波长为 290nm。理论板数按落新妇苷峰计算应不低于 2000。

对照品溶液的制备 取落新妇苷对照品适量，精密称定，加甲醇制成每 1ml 含落新妇苷 20μg 的溶液，即得。

供试品溶液的制备 取本品粗粉（过二号筛）约 0.5g，精密称定，精密加入甲醇 50ml，密塞，称定重量，加热回流 45 分钟，放冷，再称定重量，用甲醇补足减失的重量，摇匀，滤过，精密量取续滤液 1ml，置 10ml 量瓶中，用甲醇稀释至刻度，摇匀，滤过，取续滤液，即得。

测定法　分别精密吸取对照品溶液 10μl 与供试品溶液 5 ～ 10μl，注入液相色谱仪，测定，即得。

本品按干燥品计算，含落新妇苷（$C_{21}H_{22}O_{11}$）不得少于 1.8%。

【**性味与归经**】微甘，凉。归肺、脾经。

【**功能与主治**】清热解毒，生津止渴，解暑利湿。用于脾胃湿滞，胸腹胀闷，感冒发热，湿热泄泻，疝气腹痛。

【**用法与用量**】12 ～ 15g。

【**贮藏**】置干燥处。

【**药材标准**】《广西中药材标准（第二册）》《广西壮族自治区壮药质量标准（第二卷）》。

金不换

Jinbuhuan

STEPHANIAE RADIX

【来源】本品为防己科植物广西地不容 *Stephania kwangsiensis* H.S.Lo、小花地不容 *Stephania micrantha* H.S.Lo et M.Yang 或桂南地不容 *Stephania kwangsiensis* H.S.Lo et M.Yang 的干燥块根。

【炮制】除去杂质，净制，干燥；或洗润，切厚片，干燥。

【性状】本品呈不规则的类圆形片或不规则片，稍卷曲。表面棕褐色，有粗糙的皱纹或不规则的龟壳状裂纹。切面暗黄色或淡黄色，可见维管束呈点状突起，排列成同心环或不规则的形状。质硬而脆，易折断，断面淡黄色。气微，味苦。

【鉴别】（1）本品粉末灰黄色或黄棕色。淀粉粒甚多，类圆形、半圆形、盔帽形、卵形或不规则圆形，有的边缘不整齐，直径 2～20μm，脐点呈点状或"人"字状，层纹隐约可见，复粒由 2～10 分粒组成。石细胞类方形、长方形、椭圆形、长卵形或不规则形，直径 20～150μm。草酸钙结晶为片状、柱状或针晶，长 4～40μm。

（2）取本品粉末 2g，加 0.5% 盐酸乙醇溶液 20ml，振摇 20 分钟，滤过，滤液加 5% 氨溶液调节 pH 值至 7，置水浴上蒸干，残渣加 5% 硫酸溶液 5ml 使溶解，滤过，滤液分置 3 支试管中。一管中加硅钨酸试液 2 滴，即生成灰白色沉淀；一管中加碘化铋钾试液 2 滴，即生成红棕色沉淀；另一管中加碘化汞钾试液 2 滴，即生成类白色沉淀。

（3）取本品粉末 2g，加乙醇 20ml，振摇 20 分钟，滤过，滤液蒸干，残渣用 5% 硫酸溶液 15ml 使溶解，滤过，滤液加氨试液调节 pH 值至 9～10，用三氯甲烷提取 2 次，每次 15ml，合并三氯甲烷液，蒸干，残渣加三氯甲烷 1ml 使溶解，作为供试品溶液。另取金不换对照药材，同法制成对照药材溶液。照薄层色谱法（《中国药典》2020 年版通则 0502）试验，吸取上述两种溶液各 5～10μl，分别点于同一含羧甲基纤维素钠为黏合剂的硅胶 G 薄层板上，以苯 – 三氯甲烷 – 甲醇（85：5：10）为展开剂，展开，取出，晾干，喷以稀碘化铋钾试液。供试品色谱中，在与对照药材色谱相应的位置上，显相同颜色的斑点。

【性味与归经】苦，寒。归肺、胃、肝经。

【功能与主治】清热解毒，散瘀消肿，健胃止痛。用于胃、十二指肠溃疡疼痛，上呼吸道感染，急性胃肠炎，菌痢，牙痛，神经痛，痈疮肿毒，跌打肿痛。

【用法与用量】10～15g。外用适量。

【注意】孕妇忌服。

【贮藏】置干燥处，防蛀。

【药材标准】《广西中药材标准（第二册）》《广西壮族自治区壮药质量标准（第二卷）》《广西壮族自治区瑶药材质量标准（第二卷）》。

金花茶

Jinhuacha

CAMELLIAE FOLIUM

【来源】本品为山茶科植物金花茶 *Camellia petelotii*（Merrill）Sealy 或显脉金花茶 *Camellia euphlebia* Merr. ex Sealy 的干燥叶。

【炮制】除去杂质，净制，切丝，干燥。

【性状】本品呈不规则丝状。表面黄褐色，先端尾状渐尖，基部楔形，或先端急尖，基部钝或略圆，边缘有锯齿。齿端有1棕褐色或黑褐色小腺点。两面均无毛，下表面散生黄棕色或黄褐色小腺点。叶柄无毛。革质。气微，味微苦。

【检查】水分　不得过 16.0%（《中国药典》2020 年版通则 0832 第二法）。

总灰分　不得过 11.0%（《中国药典》2020 年版通则 2302）。

【浸出物】照醇溶性浸出物测定法（《中国药典》2020 年版通则 2201）项下的热浸法测定，用乙醇作溶剂，不得少于 6.0%。

【含量测定】照高效液相色谱法（《中国药典》2020 年版通则 0512）测定。

色谱条件与系统适用性试验　以十八烷基硅烷键合硅胶为填充剂；以甲醇 –0.4% 磷酸溶液（55：45）为流动相；检测波长为 360nm。理论板数按山柰酚峰计算应不低于 3000。

对照品溶液的制备　取山柰酚对照品适量，精密称定，加甲醇制成每 1ml 含 20μg 的溶液，即得。

供试品溶液的制备　取本品粉末（过二号筛）约 1.0g，精密称定，精密加入甲醇 –25% 盐酸（4：1）混合溶液 25ml，称定重量，加热回流 100 分钟，放冷，再称定重量，用甲醇补足减失的重量，摇匀，滤过，取续滤液，即得。

测定法　分别精密吸取对照品溶液与供试品溶液各 10μl，注入液相色谱仪，测定，即得。

本品按干燥品计算，含山柰酚（$C_{15}H_{10}O_6$）不得少于 0.015%。

【性味】微苦、涩，平。

【功能与主治】清热解毒，利尿消肿。用于咽喉炎，痢疾，肾炎，水肿，尿路感染，黄疸型肝炎，肝硬化腹水，高血压，疮疡，预防肿瘤。

【用法与用量】9～15g，水煎服或冲开水代茶饮。外用适量。

【贮藏】置通风干燥处。

【药材标准】《广西中药材标准（第二册）》。

金线风

Jinxianfeng

CYCLEAE RADIX

【来源】本品为防己科植物粉叶轮环藤 *Cyclea hypoglauca*（Schauer）Diels 的干燥根。

【炮制】除去杂质，洗润，切片或切段，干燥。

【性状】本品呈不规则的片或段。表面黄褐色或棕褐色，有缢缩的横沟和纵皱纹，有时皮部部分脱落而露出不规则弯曲的条纹（导管与纤维束）。质坚脆，切面浅棕色，木质部占大部分，显菊花形纹理，具圆形小孔。气微，味苦。

【鉴别】取本品粗粉 1g，加乙醇 10ml，加热回流 30 分钟，滤过，滤液蒸干，残渣加稀盐酸 4ml 使溶解，滤过，取滤液 1ml，加稀碘化铋钾试液 2 滴，产生橙色沉淀。另取滤液 1ml，加碘化汞钾试液 2 滴，产生黄白色沉淀。

【性味与归经】苦，寒。归肺、胃经。

【功能与主治】清热解毒，祛风止痛。用于风热感冒，咽喉疼痛，牙痛，气管炎，痢疾，尿道感染，风湿性关节痛，疮疡肿毒。

【用法与用量】10 ～ 30g。

【贮藏】置干燥处。

【药材标准】《广西中药材标准（1990 年版）》《广西壮族自治区壮药质量标准（第一卷）》《广西壮族自治区瑶药材质量标准（第一卷）》。

金樱根

Jinyinggen

ROSAE RADIX ET RHIZOMA

【来源】本品为蔷薇科植物金樱子 *Rosa laevigata* Michx.、小果蔷薇 *Rosa cymosa* Tratt.、粉团蔷薇 *Rosa multiflora* Thunb. var. *cathayensis* Rehd. et Wils. 的干燥根及根茎。

【炮制】除去杂质，洗润，切片或切段，干燥。

【性状】**金樱子**　呈不规则片或段状。根直径 0.5～3.5cm。表面棕褐色或紫黑色，有纵直条纹；栓皮易呈片状脱落，脱落处显棕色，有纵条纹，稍光滑。质坚硬，难折断。断面皮部棕红色，木部占大部分，淡棕黄色，有明显的放射状纹理。根茎表面灰黑色或紫黑色，有纵直条纹，栓皮易脱落，有时表面残留有须根或根痕。质坚硬，难折断。断面皮部黄棕色或棕红色；木部棕黄色，有明显的放射状纹理；髓部明显，大小不一，可见小亮点。气微，味微苦、涩。

小果蔷薇　呈不规则片或段状。根直径 1～5cm，有时可达 10cm，栓皮呈鳞片状脱落。根茎直径 0.5～5cm，表面灰褐色或紫黑色，无皮刺，栓皮呈鳞片状脱落，有时残留须根或根痕，有髓。

粉团蔷薇　呈不规则片或段状。栓皮易脱落，根栓皮脱落处显黄棕色、棕红色或橘红色。根茎直径 0.3～3cm，表面有纵直纹或棱纹，有髓，有时残留须根或根痕。

【鉴别】（1）本品粉末浅棕色至棕褐色。淀粉粒类圆形、椭圆形、盔帽形或不规则形，直径约 10μm，脐点呈点状、"人"字状或短缝状。石细胞类圆形、类长方形或类方形，直径 10～25μm，胞腔大。纤维长棱形，木化。具缘纹孔导管多见，直径 20～150μm。木栓细胞多角形，棕黄色。草酸钙方晶多散在，直径 5～25μm。

（2）取本品粉末 2.5g，加乙醇 15ml，超声处理 30 分钟，滤过，滤液蒸干，残渣加 0.05mol/L 的氢氧化钠溶液 20ml，微热使溶解，依次用乙醚、乙酸乙酯各 10ml 振摇提取，弃去乙醚液，取乙酸乙酯液浓缩至约 1ml，作为供试品溶液。另取金樱根对照药材 2.5g，同法制成对照药材溶液。照薄层色谱法（《中国药典》2020 年版通则 0502）试验，吸取上述两种溶液各 5μl，分别点于同一硅胶 G 薄层板上，以二氯甲烷－甲醇（8.5：1.5）为展开剂，展开，取出，晾干，喷以 10% 的硫酸乙醇溶液，在 105℃加热至斑点显色清晰，分别置日光及紫外光灯（365nm）下检视。供试品色谱中，在与对照药材色谱相应的位置上，显相同颜色的斑点和荧光斑点。

【检查】**水分**　不得过 15.0%（《中国药典》2020 年版通则 0832 第二法）。

总灰分　不得过 9.0%（《中国药典》2020 年版通则 2302）。

酸不溶性灰分　不得过 2.0%（《中国药典》2020 年版通则 2302）。

【浸出物】照水溶性浸出物测定法(《中国药典》2020 年版通则 2201)项下的热浸法测定，不得少于 7.0%。

【性味与归经】甘、酸、涩，平。归脾、肝、肾经。

【功能与主治】清热解毒，利湿消肿，收敛止血，活血散瘀，固涩益肾。用于滑精，遗尿，痢疾，泄泻，崩漏带下，子宫脱垂，痔疮。

【用法与用量】15 ～ 60g。

【贮藏】置干燥处。

【药材标准】《广西壮族自治区瑶药材质量标准（第一卷）》。

狗仔花

Gouzaihua

VERNONIAE PATULAE HERBA

【来源】本品为菊科植物咸虾花 *Vernonia patula*（Dry.）Merr. 的干燥全草。

【炮制】除去杂质，净制，切段，干燥。

【性状】本品为不规则的段。根表面灰黄色，具多数须根。主茎粗 4～8mm，茎枝均呈灰棕色或黄绿色，有明显的纵条纹及灰色短柔毛；质坚而脆，断面中心有髓。叶互生，多破碎，灰绿色至黄棕色，被灰色短柔毛。花淡红紫色，花冠管状，向上稍扩大，裂片线状披针形，顶端尖，外面被疏微毛和腺。小枝通常带果序，瘦果呈圆柱形，有 4～5 棱，无毛，有腺点，冠毛白色，易脱落。气微，味微苦。

【性味与归经】苦、辛，平。归肝、肾、脾经。

【功能与主治】发表散寒，凉血解毒，清热止泻。用于感冒发热，疟疾，热泻，痧气，湿疹，荨麻疹，久热不退，高血压，乳腺炎。

【用法与用量】10～15g。外用适量。

【贮藏】置阴凉干燥处。

【药材标准】《广西中药材标准（1990年版）》《广西壮族自治区瑶药材质量标准（第一卷）》《广西壮族自治区壮药质量标准（第三卷）》。

炒沙苑子

Chaoshayuanzi

ASTRAGALI COMPLANATI SEMEN

【来源】本品为豆科植物扁茎黄芪 *Astragalus complanatus* R.Br. 的干燥成熟种子。

【炮制】取净沙苑子，置锅内，照清炒法（《中国药典》2020年版通则0213），用文火炒至表面鼓起，有香气逸出时，取出，放凉。

【性状】本品略呈肾形，长 2～2.5mm，宽 1.5～2mm，厚约 1mm。表面鼓起，光滑，褐绿色或灰褐色，边缘一侧微凹处具圆形种脐。质坚硬，不易破碎。子叶2，淡黄色，胚根弯曲，长约 1mm。气微香，味淡，嚼之有豆腥味。

【鉴别】（1）本品粉末淡黄色。种皮栅状细胞断面观 1 列，外被角质层；近外侧 1/5～1/8 处有一条光辉带；表面观呈多角形，壁极厚，胞腔小，孔沟细密。种皮支持细胞侧面观呈短哑铃形；表面观呈 3 个类圆形或椭圆形的同心环。子叶细胞含脂肪油。

（2）取本品粉末 0.2g，加甲醇 10ml，超声处理 30 分钟，放冷，滤过，滤液蒸干，残渣加甲醇 2ml 使溶解，作为供试品溶液。另取沙苑子对照药材 0.2g，同法制成对照药材溶液。再取沙苑子苷对照品，加 60% 乙醇制成每 1ml 含 0.05mg 的溶液，作为对照品溶液。照薄层色谱法（《中国药典》2020年版通则0502）试验，吸取上述三种溶液各 2μl，分别点于同一聚酰胺薄膜上，以乙醇 – 丁酮 – 乙酰丙酮 – 水（3：3：1：13）为展开剂，展开，取出，晾干，喷以三氯化铝试液，热风吹干，置紫外光灯（365nm）下检视。供试品色谱中，在与对照药材色谱和对照品色谱相应的位置上，显相同颜色的荧光斑点。

【检查】水分　不得过 10.0%（《中国药典》2020年版通则0832第二法）。

总灰分　不得过 5.0%（《中国药典》2020年版通则2302）。

酸不溶性灰分　不得过 2.0%（《中国药典》2020年版通则2302）。

【含量测定】照高效液相色谱法（《中国药典》2020年版通则0512）测定。

色谱条件与系统适用性试验　以十八烷基硅烷键合硅胶为填充剂；以乙腈 –0.1% 磷酸溶液（21：79）为流动相；检测波长为 266nm。理论板数按沙苑子苷峰计算应不低于 4000。

对照品溶液的制备　取沙苑子苷对照品适量，精密称定，加 60% 乙醇制成每 1ml 含 15μg 的溶液，即得。

供试品溶液的制备　取本品粉末（过三号筛）约 0.5g，精密称定，置具塞锥形瓶中，精密加入 60% 乙醇 25ml，称定重量，加热回流 1 小时，放冷，再称定重量，用 60% 乙醇补足减失的重量，摇匀，滤过，取续滤液，即得。

测定法　分别精密吸取对照品溶液与供试品溶液各 10μl，注入液相色谱仪，测定，即得。

本品按干燥品计算，含沙苑子苷（$C_{28}H_{32}O_{16}$）不得少于 0.050 %。

【性味与归经】甘，温。归肝、肾经。

【功能与主治】补肾助阳，固精缩尿，养肝明目。用于肾虚腰痛，遗精早泄，遗尿，尿频，白浊带下，眩晕，目暗昏花。

【用法与用量】9 ～ 15g。

【贮藏】置通风干燥处。

【药材标准】《中国药典》2020 年版一部。

炒补骨脂

Chaobuguzhi

PSORALEAE FRUCTUS

【来源】本品为豆科植物补骨脂 *Psoralea corylifolia* L. 的干燥成熟果实。

【炮制】取净补骨脂，照清炒法（《中国药典》2020 年版通则 0213）炒至微鼓，迸裂并有香气溢出时，取出，放凉。

【性状】本品呈肾形，略扁，长 3～5mm，宽 2～4mm，厚约 1.5mm。表面黑色或黑褐色，表面微鼓起，具细微网状皱纹。顶端圆钝，有一小突起，凹侧有果梗痕。质硬。果皮薄，与种子不易分离。种子 1 枚，子叶 2，黄白色至黄褐色，有油性。略带焦香气，味辛、微苦。

【鉴别】（1）本品粉末灰黄色。种皮栅状细胞侧面观有纵沟纹，光辉带 1 条，位于上侧近边缘处，顶面观多角形，胞腔极小，孔沟细，底面观呈圆多角形，胞腔含红棕色物。支持细胞侧面观哑铃形，表面观类圆形。壁内腺（内生腺体）多破碎，完整者类圆形，由十数个至数十个纵向延长呈放射状排列的细胞构成。草酸钙柱晶细小，成片存在于中果皮细胞中。

（2）取本品粉末 0.5g，加乙酸乙酯 20ml，超声处理 15 分钟，滤过，滤液蒸干，残渣加乙酸乙酯 1ml 使溶解，作为供试品溶液。另取补骨脂素对照品、异补骨脂素对照品，加乙酸乙酯制成每 1ml 各含 2mg 的混合溶液，作为对照品溶液。照薄层色谱法（《中国药典》2020 年版通则 0502）试验，吸取上述两种溶液各 2～4μl，分别点于同一硅胶 G 薄层板上，以正己烷－乙酸乙酯（4：1）为展开剂，展开，取出，晾干，喷以 10% 氢氧化钾甲醇溶液，置紫外光灯（365nm）下检视。供试品色谱中，在与对照品色谱相应的位置上，显相同的两个荧光斑点。

【检查】水分　不得过 7.5%（《中国药典》2020 年版通则 0832 第二法）。

总灰分　不得过 8.0%（《中国药典》2020 年版通则 2302）。

【含量测定】照高效液相色谱法（《中国药典》2020 年版通则 0512）测定。

色谱条件与系统适用性试验　以十八烷基硅烷键合硅胶为填充剂；以甲醇－水（55：45）为流动相；检测波长为 246nm。理论板数按补骨脂素峰计算应不低于 3000。

对照品溶液的制备　取补骨脂素对照品、异补骨脂素对照品适量，精密称定，分别加甲醇制成每 1ml 各含 20μg 的溶液，即得。

供试品溶液的制备　取本品粉末（过三号筛）约 0.5g，精密称定，置索氏提取器中，加甲醇适量，加热回流提取 2 小时，放冷，转移至 100ml 量瓶中，加甲醇至刻度，摇匀，滤过，取续滤液，即得。

测定法　分别精密吸取对照品溶液与供试品溶液各 5～10μl，注入液相色谱仪，测定，即得。

本品按干燥品计算,含补骨脂素($C_{11}H_6O_3$)和异补骨脂素($C_{11}H_6O_3$)的总量不得少于0.70%。

【性味与归经】辛、苦,温。归肾、脾经。

【功能与主治】温肾助阳,纳气平喘,温脾止泻;外用消风祛斑。用于肾阳不足,阳痿遗精,遗尿,尿频,腰膝冷痛,肾虚作喘,五更泄泻;外用治白癜风,斑秃。

【用法与用量】6 ～ 10g。外用 20% ～ 30% 酊剂涂患处。

【贮藏】置干燥处。

【药材标准】《中国药典》2020 年版一部。

炒陈皮

Chaochenpi

CITRI RETICULATAE PERICARPIUM

【来源】本品为芸香科植物橘 *Citrus reticulata* Blanco 及其栽培变种的干燥成熟果皮。

【炮制】取陈皮，除去杂质，润透，切丝，照清炒法（《中国药典》2020 年版通则0213）炒至颜色加深。

【性状】呈不规则的条状或丝状。外表面红棕色至棕褐色，有细皱纹和凹下的点状油室；内表面浅黄白色，粗糙，附黄白色或黄棕色筋络状维管束。气焦香，味辛、苦。

【鉴别】（1）粉末呈淡黄色至黄棕色。中果皮薄壁组织众多，细胞形状不规则，壁不均匀增厚，有的成连珠状。果皮表皮细胞表面观多角形、类方形或长方形，垂周壁稍厚，气孔类圆形，直径 18～26μm，副卫细胞不清晰；侧面观外被角质层，靠外方的径向壁增厚。草酸钙方晶成片存在于中果皮薄壁细胞中，呈多面体形、菱形或双锥形，直径 3～34μm，长 5～53μm，有的一个细胞内含有由两个多面体构成的平行双晶或 3～5 个方晶。橙皮苷结晶大多存在于薄壁细胞中，黄色，呈圆形或无定形团块，有的可见放射状条纹。可见螺纹导管、孔纹导管和网纹导管及较小的管胞。

（2）取本品粉末 0.3g，加甲醇 10ml，超声处理 20 分钟，滤过，取滤液 5ml，浓缩至1ml，作为供试品溶液。另取橙皮苷对照品，加甲醇制成饱和溶液，作为对照品溶液。照薄层色谱法（《中国药典》2020 年版通则0502）试验，吸取上述两种溶液各 2μl，分别点于用一用 0.5% 氢氧化钠溶液制备的硅胶 G 薄层板上，以乙酸乙酯－甲醇－水（100：17：13）为展开剂，展至约 3cm，取出，晾干，再以甲苯－乙酸乙酯－甲酸－水（20：10：1：1）的上层溶液为展开剂，展至约 8cm，取出，晾干，喷以三氯化铝试液，置紫外光灯（365nm）下检视。供试品色谱中，在与对照品色谱相应的位置上，显相同颜色的荧光斑点。

【检查】水分　不得过 10.0%（《中国药典》2020 年版通则0832 第四法）。

黄曲霉毒素　照真菌毒素测定法（《中国药典》2020 年版通则2351）测定。

取本品粉末（过二号筛）约 5g，精密称定，加入氯化钠 3g，照黄曲霉毒素测定法项下供试品的制备方法测定，计算，即得。

本品每 1000g 含黄曲霉毒素 B_1 应不得过 5μg，黄曲霉毒素 G_2、黄曲霉毒素 G_1、黄曲霉毒素 B_2 和黄曲霉毒素 B_1 的总量应不得过 10μg。

【性味与归经】苦、辛，温。归肺、脾经。

【功能与主治】理气健脾，燥湿化痰。用于脘腹胀满，食少吐泻，咳嗽痰多。

【用法与用量】3～10g。

【贮藏】 置阴凉干燥处，防霉，防蛀。

【药材标准】 《中国药典》2020年版一部、《广西壮族自治区壮药质量标准（第二卷）》。

注：栽培变种主要有茶枝柑 *Citrus reticulata* 'Chachi'（广陈皮）、大红袍 *Citrus reticulata* 'Dahongpao'、温州蜜柑 *Citrus reticulata* 'Unshiu'、福橘 *Citrus reticulata* 'Tangerina'。

炒荆芥

Chaojingjie

SCHIZONEPETAE HERBA

【来源】本品为唇形科植物荆芥 *Schizonepeta tenuifolia* Briq. 的干燥地上部分。

【炮制】取净荆芥段，置锅内，照清炒法（《中国药典》2020年版通则0213），用文火炒至微黄色，取出，放凉。

【性状】本品呈不规则段状。茎方柱形，表面黄绿色、紫红色或棕色，微具焦斑，被短柔毛；体轻，质脆，断面类白色至浅棕色。叶片皱缩卷曲，破碎。穗状轮伞花序。气芳香，味微涩而辛凉。

【鉴别】（1）本品粉末黄棕色。宿萼表皮细胞垂周壁深波状弯曲。腺鳞头部8细胞，直径96～112μm，柄单细胞，棕黄色。小腺毛头部1～2细胞，柄单细胞。非腺毛1～6细胞，大多具壁疣。外果皮细胞表面观多角形，壁黏液化，胞腔含棕色物；断面观细胞类方形或类长方形，胞腔小。内果皮石细胞淡棕色，表面观垂周壁深波状弯曲，密具纹孔。纤维直径14～43μm，壁平直或微波状。

（2）取本品粗粉0.8g，加石油醚（60～90℃）20ml，密塞，时时振摇，放置过夜，滤过，滤液挥至1ml，作为供试品溶液。另取荆芥对照药材0.8g，同法制成对照药材溶液。照薄层色谱法（《中国药典》2020年版通则0502）试验，吸取上述两种溶液各10μl，分别点于同一硅胶H薄层板上，以正己烷－乙酸乙酯（17：3）为展开剂，展开，取出，晾干，喷以5%香草醛的5%硫酸乙醇溶液，在105℃加热至斑点显色清晰。供试品色谱中，在与对照药材色谱相应的位置上，显相同颜色的斑点。

【含量测定】照高效液相色谱法（《中国药典》2020年版通则0512）测定。

色谱条件与系统适用性试验　以十八烷基硅烷键合硅胶为填充剂；以甲醇－水（80：20）为流动相；检测波长为252nm。理论板数按胡薄荷酮峰计算应不低于3000。

对照品溶液的制备　取胡薄荷酮对照品适量，精密称定，加甲醇制成每1ml含10μg的溶液，即得。

供试品溶液的制备　取本品粉末（过二号筛）约0.5g，精密称定，置具塞锥形瓶中，加甲醇10ml，超声处理（功率250W，频率50kHz）20分钟，滤过，滤渣和滤纸再加甲醇10ml，同法超声处理一次，滤过，加甲醇适量洗涤2次，合并滤液和洗液，转移至25ml量瓶中，加甲醇至刻度，摇匀，即得。

测定法　分别精密吸取对照品溶液与供试品溶液各10μl，注入液相色谱仪，测定，即得。

本品按干燥品计算，含胡薄荷酮（$C_{10}H_{16}O$）不得少于 0.020%。

【性味与归经】 辛，微温。归肺、肝经。

【功能与主治】 解表散风，透疹，消疮。用于感冒，头痛，麻疹，风疹，疮疡初起。

【用法与用量】 5 ～ 10g。

【贮藏】 置阴凉干燥处。

【药材标准】《中国药典》2020 年版一部。

炒柏子仁

Chaobaiziren

PLATYCLADI SEMEN

【来源】本品为柏科植物侧柏 *Platycladus orientalis*（L.）Franco 的干燥成熟种仁。

【炮制】取柏子仁，除去杂质，照清炒法（《中国药典》2020 年版通则 0213），用中火炒至微鼓起，迸裂并有香气溢出，取出，放凉。

【性状】本品呈长卵形或长椭圆形，长 4 ～ 7mm，直径 1.5 ～ 3mm。表面黄白色或淡黄棕色，外包膜质内种皮，顶端略尖，有深褐色的小点，基部钝圆。质软，富油性。气微香，味淡。

【鉴别】本品粉末为深黄色至棕色。种皮表皮细胞长条形，常与含棕色色素的下皮细胞相连。内胚乳细胞类多角形或类圆形，胞腔内充满较大的糊粉粒和脂肪油滴，糊粉粒溶化后留有网格样痕迹。子叶细胞呈长方形，胞腔内充满较小的糊粉粒和脂肪油滴。

【检查】**水分**　不得过 4.0%（《中国药典》2020 年版通则 0832 第二法）。

酸败度　照酸败度测定法（《中国药典》2020 年版通则 2303）测定。

酸值　不得过 20.0。

羰基值　不得过 40.0。

过氧化值　不得过 0.26。

黄曲霉毒素　照真菌毒素测定法（《中国药典》2020 年版通则 2351）测定。

本品每 1000g 含黄曲霉毒素 B_1 不得过 5μg，黄曲霉毒素 G_2、黄曲霉毒素 G_1、黄曲霉毒素 B_2 和黄曲霉毒素 B_1 总量不得过 10μg。

【性味与归经】甘，平。归心、肾、大肠经。

【功能与主治】养心安神，润肠通便，止汗。用于阴血不足，虚烦失眠，心悸怔忡，肠燥便秘，阴虚盗汗。

【用法与用量】3 ～ 10g。

【贮藏】置阴凉干燥处，防热，防蛀。

【药材标准】《中国药典》2020 年版一部。

炒桑白皮

Chaosangbaipi

MORI CORTEX

【来源】本品为桑科植物桑 *Morus alba* L. 的干燥根皮。

【炮制】除去杂质，洗净，稍润，切丝，干燥，照清炒法（《中国药典》2020年版通则0213）炒至微具焦斑，取出，放凉。

【性状】本品呈丝条状。外表面黄白色至淡棕黄色，有的残留橙黄色或棕黄色鳞片状粗皮，有的具焦斑；内表面黄白色或灰黄色，有细纵纹。体轻，质韧，纤维性强。有焦香气，味微甘。

【鉴别】（1）本品粉末淡灰黄色。纤维甚多，多碎断，直径13～26μm，壁厚，非木化至微木化。草酸钙方晶直径11～32μm。石细胞类圆形、类方形或形状不规则，直径22～52μm，壁较厚或极厚，纹孔及孔沟明显，胞腔内有的含方晶。另有含晶厚壁细胞。淀粉粒甚多，单粒类圆形，直径4～16μm；复粒由2～8分粒组成。

（2）取本品粉末2g，加饱和碳酸钠溶液20ml，超声处理20分钟，滤过，滤液加稀盐酸调节pH值至1～2，静置30分钟，滤过，滤液用乙酸乙酯振摇提取2次，每次10ml，合并乙酸乙酯液，蒸干，残渣加甲醇1ml使溶解，作为供试品溶液。另取桑白皮对照药材2g，同法制成对照药材溶液。照薄层色谱法（《中国药典》2020年版通则0502）试验，吸取上述两种溶液各5μl，分别点于同一聚酰胺薄膜上，以醋酸为展开剂，展开约10cm，取出，晾干，置紫外光灯（365nm）下检视。供试品色谱中，在与对照药材色谱相应的位置上，显相同的两个荧光主斑点。

【检查】水分　不得过10.0%（《中国药典》2020年版通则0832第二法）。

【性味与归经】甘，寒。归肺经。

【功能与主治】泻肺平喘，利水消肿。用于肺热喘咳，水肿胀满尿少，面目肌肤浮肿。

【用法与用量】6～12g。

【贮藏】置通风干燥处，防潮，防蛀。

【药材标准】《中国药典》2020年版一部。

南山楂

Nanshanzha

CRATAEGI CUNEATAE FRUCTUS

【来源】本品为蔷薇科植物野山楂 *Crataegus cuneata* Sieb. et Zucc. 的干燥成熟果实。

【炮制】除去杂质，净制，干燥。

【性状】本品呈类球形，直径 0.8 ～ 1.4cm，有的压成饼状。表面棕色至棕红色，并有细密皱纹，顶端凹陷，有花萼残迹，基部有果梗或已脱落，质硬，果肉薄。无臭，味微酸涩。

【性味与归经】酸、甘，微温。归脾、胃、肝经。

【功能与主治】行气散瘀，收敛止泻。用于泻痢腹痛，瘀血经闭，产后瘀阻，心腹刺痛，疝气疼痛，高脂血症。

【用法与用量】9 ～ 12g，用时捣碎。

【贮藏】置通风干燥处，防蛀。

【药材标准】《中华人民共和国卫生部药品标准》中药材（第一册）、《广西壮族自治区壮药质量标准（第三卷）》。

柿　叶

Shiye

KAKI FOLIUM

【来源】本品为柿科植物柿 *Diospyros kaki* Thunb. 的干燥叶。

【炮制】除去杂质，净制，切丝，干燥。

【性状】本品呈不规则丝状。上表面灰绿色或黄棕色，较光滑，下表面颜色稍浅。中脉及侧脉上面凹下或平坦，下面突起，脉上有微柔毛。质脆。气微，味微苦涩。

【检查】（1）本品粉末为淡黄色。上表皮细胞大小近一致，垂周壁近平直。下表皮细胞垂周壁弯曲，气孔较多。非腺毛长 11 ～ 131μm，腺毛长 34 ～ 70μm；草酸钙方晶存在于薄壁细胞中或散出，棱角较尖。淀粉粒较多见，直径 2 ～ 6μm；导管多为螺纹导管，直径 9 ～ 32μm。

（2）取本品粉末 0.5g，加乙醇 –25% 盐酸（4 ：1）混合溶液 10ml，加热回流 1 小时，滤过，放冷，滤液加水 10ml，混匀，用石油醚（60 ～ 90℃）振摇提取 2 次，每次 10ml，弃去石油醚液，水液用乙酸乙酯振摇提取 2 次，每次 10ml，合并乙酸乙酯液，蒸干，残渣加甲醇 1ml 使溶解，作为供试品溶液。另取槲皮素对照品、山奈酚对照品，分别加甲醇制成每 1ml 含 0.5mg 的溶液，作为对照品溶液。照薄层色谱法（《中国药典》2020 年版通则 0502）试验，吸取供试品溶液 2 ～ 4μl、对照品溶液 1μl，分别点于同一硅胶 G 薄层板上，以甲苯 – 乙酸乙酯 – 甲酸（6 ：4 ：1）为展开剂，展开，取出，晾干，喷以三氯化铝试液，在 105℃加热至斑点显色清晰，置紫外光灯下（365nm）检视。供试品色谱中，在与对照品色谱相应的位置上，显相同颜色的荧光斑点。

（3）取本品粉末 0.5g，加甲醇 10ml，超声处理 30 分钟，滤过，取续滤液，作为供试品溶液。另取齐墩果酸对照品，加甲醇制成每 1ml 含 1mg 的溶液，作为对照品溶液。照薄层色谱法（《中国药典》2020 年版通则 0502）试验，吸取供试品溶液 2 ～ 4μl、对照品溶液 2μl，分别点于同一硅胶 G 薄层板上，以甲苯 – 甲酸乙酯 – 冰乙酸（12 ：4 ：0.5）为展开剂，展开，取出，晾干，喷以 10% 硫酸乙醇溶液，在 105℃加热至斑点显色清晰，分别置于日光和紫外光灯（365nm）下检视。供试品色谱中，在与对照品色谱相应的位置上，显相同颜色的斑点或荧光斑点。

【检查】水分　不得过 14.0%（《中国药典》2020 年版通则 0832 第二法）。

总灰分　不得过 14.0%（《中国药典》2020 年版通则 2302）。

酸不溶性灰分　不得过 3.0%（《中国药典》2020 年版通则 2302）。

【浸出物】照醇溶性浸出物测定法（《中国药典》2020 年版通则 2201）项下的热浸法测定，

用乙醇作溶剂，不得少于 8.0%。

【含量测定】照高效液相色谱法（《中国药典》2020 年版通则 0512）测定。

色谱条件与系统适用性试验　以十八烷基硅烷键合硅胶为填充剂；以甲醇 –0.4% 磷酸溶液（50 ∶ 50）为流动相；检测波长为 360nm。理论板数按槲皮素峰计算应不低于 3000。

对照品溶液的制备　取槲皮素对照品、山奈酚对照品适量，精密称定，加甲醇制成每 1ml 各含 20μg 的混合溶液，摇匀，即得。

供试品溶液的制备　取本品粉末（过三号筛）约 0.2g，精密称定，置具塞锥形瓶中，精密加入甲醇 –25% 盐酸（4 ∶ 1）混合溶液 10ml，称定重量，加热回流 1 小时，放冷，再称定重量，用甲醇 –25% 盐酸（4 ∶ 1）补足减失的重量，滤过，取续滤液，即得。

测定法　分别精密吸取对照品溶液与供试品溶液各 20μl，注入液相色谱仪，测定，即得。

本品按干燥品计算，含槲皮素（$C_{15}H_{10}O_7$）和山奈酚（$C_{15}H_{10}O_6$）的总量不得少于 0.20％。

【性味与归经】苦，寒。归肺、肝经。

【功能与主治】止咳定喘，生津止渴，活血止血。用于咳嗽，消渴及各种内出血，臁疮。

【用法与用量】3 ～ 9g，水煎服或适量泡茶。外用适量，研末外敷。

【注意】孕妇忌服。

【贮藏】置干燥处。

【药材标准】《广西中药材标准（1990 年版）》《广西壮族自治区壮药质量标准（第二卷）》。

战　骨

Zhangu

PREMNAE FULVAE CAULIS

【来源】本品为马鞭草科植物黄毛豆腐柴 *Premna fulva* Craib 的干燥茎。

【炮制】除去杂质，洗润，切片，干燥。

【性状】本品呈不规则的块片，大小不一。表面灰黄色，有细小的不规则纵皱纹，外皮常剥落，剥落处显红棕色。质硬，切面皮部红棕色，木部黄白色，可见细孔状导管，射线呈放射状排列，断面中央有一白色柔软的髓部。气微，味微涩。

【鉴别】取本品粗粉约 2g，加水 20ml，于 60℃水浴中温浸 1 小时，滤过，滤液照下述方法试验：

（1）取滤液 2 滴，置点滴反应板上，加 10% 醋酸铝溶液，即产生黄色沉淀。

（2）取滤液 1 滴于滤纸上，喷以 1% 三氯化铝乙醇溶液，干燥后置紫外光灯（365nm）下视检，显黄绿色荧光。

【性味与归经】淡、微涩，平。归肝、肾经。

【功能与主治】活血散瘀，强筋健骨，祛风止痛。用于肥大性脊椎炎，风湿性关节痛。

【用法与用量】15 ～ 30g。外用适量，水煎洗患处。

【贮藏】置干燥处。

【药材标准】《广西中药材标准（1990 年版）》《广西壮族自治区壮药质量标准（第一卷）》。

星色草

Xingsecao

POLYCARPAEAE HERBA

【来源】本品为石竹科植物白鼓钉 *Polycarpaea corymbosa*（L.）Lam. 的干燥全草。

【炮制】除去杂质，净制，切段，干燥。

【性状】本品呈不规则的段状。根呈类圆锥形，表面浅棕黄色。茎呈圆柱状，坚硬，直径 1 ～ 2mm，表面被白色茸毛。叶对生或轮生，叶片狭线形，长 7 ～ 20mm，宽 1mm，顶端渐尖，基部圆形，棕色，两面近无毛，无柄。托叶白色，膜质，披针形，长 2 ～ 4mm。果序伞房状，白色，长宽各约 1cm。苞片和萼片白色，膜状，比果实长。果褐色，卵形。种子扁卵形。气微，味微苦。

【性味】甘，平。

【功能与主治】清热解毒，利小便。用于痢疾，泄泻，淋病小便涩痛，痈疽肿毒。

【用法与用量】15 ～ 30g。外用适量，捣烂敷患处。

【贮藏】置阴凉干燥处。

【药材标准】《广西中药材标准（1990 年版）》。

钩藤根

Goutenggen

UNCARIAE RADIX

【来源】本品为茜草科植物钩藤 *Uncaria rhynchophylla*（Miq.）Miq. ex Havil. 的干燥根。

【炮制】除去杂质，洗润，切片，干燥。

【性状】本品呈类圆形、椭圆形或不规则形片状。表面灰红棕色至灰褐色，粗糙，具纵皱纹，表皮脱落处呈深褐色。切面皮部厚，棕黄色至红棕色，木部浅棕黄色，具密集小孔。气微，味苦。

【鉴别】（1）粉末棕黄色。淀粉粒众多，散在或成团存在于薄壁细胞中。具缘纹孔导管常见，直径 124 ～ 200μm。纤维黄色，多成束或单个散在，壁厚，胞腔呈线形。草酸钙砂晶多存在于薄壁细胞中。石细胞单个散在或数个相聚，壁厚，孔沟明显，有的胞腔内可见黄色物质。

（2）取本品粉末 0.5g，加浓氨试液 1ml，浸泡 30 分钟，加入甲醇 20ml，超声处理 30 分钟，放冷，滤过，取滤液 10ml，蒸干，加甲醇 1ml 使溶解，作为供试品溶液。另取钩藤根对照药材 0.5g，同法制成对照药材溶液。照薄层色谱法（《中国药典》2020 年版通则 0502）试验，吸取供试品溶液 4 ～ 8μl、对照药材溶液 5μl，分别点于同一硅胶 GF$_{254}$ 薄层板上，以石油醚（60 ～ 90℃）– 丙酮 – 浓氨试液（6：3：0.1）为展开剂，展开，取出，晾干，置紫外光灯（254nm）下检视。供试品色谱中，在与对照药材色谱相应的位置上，显相同颜色的荧光斑点；再喷以改良碘化铋钾试液，供试品色谱中，在与对照药材色谱相应的位置上，显相同颜色的斑点。

【检查】水分 不得过 14.0%（《中国药典》2020 年版通则 0832 第二法）。

总灰分 不得过 5.0%（《中国药典》2020 年版通则 2302）。

酸不溶性灰分 不得过 2.0%（《中国药典》2020 年版通则 2302）。

【浸出物】照醇溶性浸出物测定法（《中国药典》2020 年版通则 2201）项下的热浸法测定，用乙醇作溶剂，不得少于 9.0%。

【性味与归经】甘，微寒。归肝经。

【功能与主治】清热镇痉，平肝息风。用于感冒发热，高烧抽搐，高血压，头晕，疼痛，目眩。

【用法与用量】15 ～ 30g。外用适量。

【贮藏】置干燥处。

【药材标准】《广西壮族自治区瑶药材质量标准（第一卷）》。

香 茅

Xiangmao

CYMBOPOGONIS CITRATI HERBA

【来源】本品为禾本科植物香茅 *Cymbopogon citratus*（DC.）Stapf. 的干燥全草。

【炮制】净制，切段，阴干。

【性状】本品呈段状。茎段圆柱形，着生叶鞘，黄绿色。叶段常卷缩，边缘有疏锯齿，叶片呈黄绿色或灰白色，两面粗糙，叶脉直出平行，中脉明显。具柠檬香气，味辛、淡。

【鉴别】取本品粉末 0.5g，加甲醇 20ml，超声处理 30 分钟，滤过，滤液蒸干，残渣加甲醇 1ml 使溶解，作为供试品溶液。另取香茅对照药材 0.5g，同法制成对照药材溶液，照薄层色谱法（《中国药典》2020 年版通则 0502）试验，吸取上述两种溶液各 5 ～ 10μl，分别点于同一硅胶 G 薄层板上，以石油醚（60 ～ 90℃）– 二氯甲烷（1 ∶ 3）为展开剂，展开，取出，晾干，喷以 5% 香草醛硫酸溶液，在 105℃加热至斑点显色清晰。供试品色谱中，在与对照药材色谱相应的位置上，显相同颜色的斑点。

【检查】水分　不得过 14.0%（《中国药典》2020 年版通则 0832 第二法）。

总灰分　不得过 9.0%（《中国药典》2020 年版通则 2302）。

【浸出物】照醇溶性浸出物测定法（《中国药典》2020 年版通则 2201）项下的热浸法测定，用乙醇作溶剂，不得少于 5.7%。

【含量测定】挥发油　照挥发油测定法（《中国药典》2020 年版通则 2204）项下的热浸法测定，不得少于 0.80%。

【性味与归经】辛、甘，温。归肺、脾经。

【功能与主治】散寒解表，祛风通络，温中止痛。用于外感风寒，风寒湿痹，脘腹冷痛，跌打损伤，寒湿泄泻。

【用法与用量】6 ～ 15g。外用适量，水煎洗。

【贮藏】置阴凉干燥处。

【药材标准】《广西壮族自治区壮药质量标准（第二卷）》。

香 菇

Xianggu

LENTINI FRUCTIFICATIO

【来源】本品为侧耳科植物香菇 *Lentinus edodes*（Berk.）Sing. 的干燥子实体。

【炮制】除去杂质，净制，干燥。

【性状】本品呈片块状，稍卷曲，直径 2～6cm，厚 3～5mm。表面呈暗棕褐色或棕红色，皱缩，边缘内卷；下表面瓣膜黄棕色，呈放射状，中间具柄，菌柄圆柱状弯曲，长 2～5cm。质稍韧，断面淡黄色。气香，味甘、淡。

【性味与归经】甘，平。归肝经。

【功能与主治】益胃气，托痘疹，治风破血，化痰理气，为维生素补偿剂。用于毒蕈中毒，透发麻疹，高血压，水肿，头痛，头晕，身体衰弱及维生素 D 缺乏症。

【用法与用量】10～30g。

【贮藏】置阴凉干燥处。

【药材标准】《广西中药材标准（第二册）》。

香　樟

Xiangzhang

CINNAMOMI RADIX ET RHIZOMA

【来源】本品为樟科植物黄樟 *Cinnamomum parthenoxylon*（Jack.）Nees 或樟 *Cinnamomum camphora*（L.）Presl 的干燥根和根茎。

【炮制】除去杂质，净制，低温干燥；或切片，低温干燥。

【性状】本品呈不规则片块状。切面木部浅棕色、浅棕黄色或浅棕红色，有的可见浅色的环纹或细小孔呈环状。皮部以外部位多脱落，完整者可见外表面棕红色或灰褐至黑褐色，皮部棕红色至暗红色。质硬。有浓郁的香气，味淡微辛凉。

【性味与归经】辛，温。归肺、胃经。

【功能与主治】祛风散寒，行气止痛。用于风湿骨痛，胃痛，胃肠炎，痛经，跌打损伤，感冒。

【用法与用量】10 ～ 15g，煎汤或浸酒。外用适量，煎水洗。

【注意】孕妇忌服。

【贮藏】置阴凉干燥处。

【药材标准】《广西中药材标准（第二册）》《广西壮族自治区壮药质量标准（第一卷）》。

鬼针草

Guizhencao

BIDENTIS HERBA

【来源】本品为菊科植物鬼针草 *Bidens pilosa* L. 或白花鬼针草 *Bidens pilosa* L. var. *radiata* Sch. –Bip. 的干燥全草。

【炮制】除去杂质，净制，切段，干燥。

【性状】本品呈段状。茎略呈方形，黄绿色至黄棕色，具纵纹。叶暗绿色，纸质而脆，多皱缩破碎。头状花序黄色，外披黄绿色苞片，无舌状花（鬼针草）或具数朵舌状花（白花鬼针草）。有时可见瘦果，瘦果长条形具 4 棱，棕黑色，顶端有针状冠毛 3～4 条，具倒刺。气微，味淡。

【性味与归经】苦，平。归肺、胃、胆、大肠经。

【功能与主治】疏表清热，解毒，散瘀。用于流感，乙脑，咽喉肿痛，肠炎，痢疾，黄疸，肠痈，疮疡疥痔，跌打损伤。

【用法与用量】9～30g。外用适量，捣烂敷患处，或煎水熏洗患处。

【贮藏】置阴凉干燥处。

【药材标准】《广西中药材标准（1990 年版）》《广西壮族自治区壮药质量标准（第二卷）》《广西壮族自治区瑶药材质量标准（第二卷）》。

鬼画符

Guihuafu

BREYNIAE HERBA

【来源】本品为大戟科植物黑面神 *Breynia fruticosa*（L.）Hook. f. 的干燥全株。

【炮制】除去杂质，净制，切片或切段，干燥。

【性状】本品呈不规则的片或段状。根呈类圆形或不规则片状，表皮棕红色，切面淡黄色。茎呈圆柱形段状，直径 5 ～ 30mm，表面粉棕色或黄棕色。叶片革质，多破碎，完整者菱状卵形或阔卵形，长 25 ～ 60mm，宽 15 ～ 35mm；两端顿或急尖，上表面灰褐色，下表面红褐色或灰棕色，具细点。气微，味苦、微涩。

【性味与归经】苦、微涩，凉；有小毒。归肺、肝经。

【功能与主治】清热解毒，散瘀止痛，收敛止痒。用于癍痧发热，头痛，急性胃肠炎，扁桃体炎，产后宫缩痛，功能性子宫出血，毒疮痈肿，漆毒，皮肤湿疹，过敏性皮炎，蛇伤。

【用法与用量】15 ～ 30g。外用适量。

【注意】孕妇忌服。

【贮藏】置通风干燥处，防潮。

【药材标准】《广西中药材标准（1990 年版）》《广西壮族自治区壮药质量标准（第一卷）》。

独脚金

Dujiaojin

STRIGAE HERBA

【来源】本品为玄参科植物独脚金 *Striga asiatica*（L.）O. Ktze. 的干燥全草。

【炮制】除去杂质，净制，切段，干燥。

【性状】本品呈不规则的段。表面黄褐色、绿褐色或灰黑色。根细短，分支成须状。茎细，单一或略有分枝，粗糙，被灰白色糙毛。叶多数脱落。穗状花序稀疏，偶见未脱落的棕黄色或黄白色花冠，萼管状。蒴果黑褐色，内藏于萼筒中。种子细小，黄棕色。质脆易碎。气微，味甘、淡。

【性味】甘、淡，平。

【功能与主治】清肝，健脾，消食，杀虫。用于小儿伤食，疳积，黄肿，夜盲。

【用法与用量】6～15g。

【贮藏】置通风干燥处，防霉。

【药材标准】《广西中药材标准（1990年版）》《广西壮族自治区瑶药材质量标准（第二卷）》。

秦　艽

QinJiao

GENTIANAE MACROPHYLLAE RADIX

【来源】本品为龙胆科植物秦艽 *Gentiana macrophylla* Pall.、麻花秦艽 *Gentiana straminea* Maxim.、粗茎秦艽 *Gentiana crassicaulis* Duthie ex Burk. 或小秦艽 *Gentiana dahurica* Fisch. 的干燥根。

【炮制】除去杂质，洗润，切段，干燥。

【性状】本品为类圆柱形的段状。外表皮黄棕色、灰黄色或棕褐色，粗糙，有扭曲纵皱纹或网状孔纹，有的可见残存的茎基或纤维状叶鞘。切面皮部黄色或棕黄色，木部黄色，有的中心呈枯朽状。气特异，味苦、微涩。

【鉴别】（1）取本品粉末 0.5g，加甲醇 10ml，超声处理 15 分钟，滤过，取滤液作为供试品溶液。另取龙胆苦苷对照品，加甲醇制成每 1ml 含 1mg 的溶液，作为对照品溶液。照薄层色谱法（《中国药典》2020 年版通则 0502）试验，吸取供试品溶液 5μl、对照品溶液 1μl，分别点于同一硅胶 GF$_{254}$ 薄层板上，以乙酸乙酯 – 甲醇 – 水（10：2：1）为展开剂，展开，取出，晾干，置紫外光灯（254nm）下检视。供试品色谱中，在与对照品色谱相应的位置上，显相同颜色的斑点。

（2）取枥癭酸对照品，加三氯甲烷制成每 1ml 含 0.5mg 的溶液，作为对照品溶液。照薄层色谱法（《中国药典》2020 年版通则 0502）试验，吸取［鉴别］（1）项下的供试品溶液 5μl 和上述对照品溶液 1μl，分别点于同一硅胶 G 薄层板上，以三氯甲烷 – 甲醇 – 甲酸（50：1：0.5）为展开剂，展开，取出，晾干，喷以 10% 硫酸乙醇溶液，在 105℃加热至斑点显色清晰。供试品色谱中，在与对照品色谱相应的位置上，显相同颜色的斑点。

【检查】水分　不得过 9.0%（《中国药典》2020 年版通则 0832 第二法）。

总灰分　不得过 8.0%（《中国药典》2020 年版通则 2302）。

酸不溶性灰分　不得过 3.0%（《中国药典》2020 年版通则 2302）。

【浸出物】照醇溶性浸出物测定法（《中国药典》2020 年版通则 2201）项下的热浸法测定，用乙醇作溶剂，不得少于 20.0%。

【含量测定】照高效液相色谱法（《中国药典》2020 年版通则 0512）测定。

色谱条件与系统适用性试验　以十八烷基硅烷键合硅胶为填充剂；以乙腈 –0.1% 醋酸溶液（9：91）为流动相；检测波长为 254nm。理论板数按龙胆苦苷峰计算应不低于 3000。

对照品溶液的制备　取龙胆苦苷对照品、马钱苷酸对照品适量，精密称定，加甲醇分别制成每 1ml 含龙胆苦苷 0.5mg、马钱苷酸 0.3mg 的溶液，即得。

供试品溶液的制备　取本品粉末（过三号筛）约 0.5g，精密称定，置具塞锥形瓶中，精密加入甲醇 20ml，超声处理（功率 500W，频率 40kHz）30 分钟，放冷，再称定重量，用甲醇补足减失的重量，摇匀，滤过，取续滤液，即得。

测定法　分别精密吸取两种对照品溶液与供试品溶液各 5 ～ 10μl，注入液相色谱仪，测定，即得。

本品按干燥品计算，含龙胆苦苷（$C_{16}H_{20}O_9$）和马钱苷酸（$C_{16}H_{24}O_{10}$）的总量不得少于 2.5%。

【**性味与归经**】辛、苦，平。归胃、肝、胆经。

【**功能与主治**】祛风湿，清湿热，止痹痛，退虚热。用于风湿痹痛，中风半身不遂，筋脉拘挛，骨节酸痛，湿热黄疸，骨蒸潮热，小儿疳积发热。

【**用法与用量**】3 ～ 10g。

【**贮藏**】置通风干燥处。

【**药材标准**】《中国药典》2020 年版一部。

盐狗脊

Yangouji

CIBOTII RHIZOMA

【来源】本品为蚌壳蕨科植物金毛狗脊 *Cibotium barometz*（L.）J. Sm. 的干燥根茎。

【炮制】取净狗脊片，照盐炙法（《中国药典》2020 年版通则 0213）炒干。

每 100kg 狗脊，用食盐 2kg。

【性状】本品呈不规则的长条形或蜷缩的片。切面浅棕褐色至黑棕色，较平滑，近边缘 1～4mm 处有一条棕黄色隆起的木质部环纹或条纹，边缘不整齐，偶有金黄色绒毛残留。质坚硬。气微，味淡、微咸。

【鉴别】（1）本品横切面：表皮细胞 1 列，残存金黄色的非腺毛。其内有 10 余列棕黄色厚壁细胞，壁孔明显。木质部排列成环，由管胞组成，其内外均有韧皮部和内皮层。皮层和髓均由薄壁细胞组成，细胞充满淀粉粒，有的含黄棕色物。

（2）取本品粉末 2g，加甲醇 50ml，超声处理 30 分钟，过滤，滤液蒸干，残渣加甲醇 1ml 使溶解，作为供试品溶液。另取狗脊对照药材 2g，同法制成对照药材溶液。再取原儿茶醛对照品、原儿茶酸对照品加甲醇制成每 1ml 各含 0.5mg 的混合溶液，作为对照品溶液。照薄层色谱法（《中国药典》2020 年版通则 0502）试验，吸取供试品溶液 3～6μl、对照药材溶液 4μl、对照品溶液各 2μl，分别点于同一硅胶 G 薄层板上，使成条状，以甲苯－三氯甲烷－乙酸乙酯－甲酸（3∶5∶6∶1）为展开剂，展开，取出，晾干，喷以 2% 三氯化铁溶液 –1% 铁氰化钾溶液（1∶1）（临用配制），放置至斑点显色清晰。供试品色谱中，在与对照药材和对照品色谱相应的位置上，显相同颜色的斑点。

【检查】水分　不得过 13.0%（《中国药典》2020 年版通则 0832 第二法）。

总灰分　不得过 4.0%（《中国药典》2020 年版通则 2302）。

【浸出物】照醇溶性浸出物测定法（《中国药典》2020 年版通则 2201）项下的热浸法测定，用稀乙醇作溶剂，不得少于 20.0%。

【性味与归经】苦、甘，温。归肝、肾经。

【功能与主治】祛风湿，补肝肾，强腰膝。用于风湿痹痛，腰膝酸软，下肢无力。

【用法与用量】6～12g。

【贮藏】置通风干燥处，防潮。

【药材标准】《中国药典》2020 年版一部。

盐枸杞子

Yangouqizi

LYCII FRUCTUS

【来源】本品为茄科植物宁夏枸杞 *Lycium barbarum* L. 的干燥成熟果实。

【炮制】取枸杞子，加入盐水，拌匀后照盐炙法（《中国药典》2020年版通则0213），炒至颜色暗红，柔软稍透亮，软而不黏手，取出，放凉，干燥。

【性状】本品呈类纺锤形，略扁，长6～20mm，直径3～10mm。表面暗红色或暗红棕色。顶端有突起状的花柱痕，基部有白色的果梗痕。果皮柔韧，皱缩；果肉肉质，柔润而有黏性。种子多数，类肾形。气微，味咸、微甘。

【鉴别】（1）本品粉末暗红色或暗红棕色。外果皮表皮细胞表面观呈类多角形或长多角形，垂周壁平直或细波状弯曲，外平周壁表面有平行的角质条纹。中果皮薄壁细胞呈类多角形，壁薄，胞腔内含橙红色或红棕色球形颗粒。种皮石细胞表面观呈不规则多角形，壁厚，波状弯曲，层纹清晰。

（2）取本品0.5g，加水35ml，加热煮沸15分钟，放冷，滤过，滤液用乙酸乙酯15ml振摇提取，分取乙酸乙酯液，浓缩至1ml，作为供试品溶液。另取枸杞子对照药材0.5g，同法制成对照药材溶液。照薄层色谱法（《中国药典》2020年版通则0502）试验，吸取上述两种溶液各5μl，分别点于同一硅胶G薄层板上，以乙酸乙酯－三氯甲烷－甲酸（3：2：1）为展开剂，展开，取出，晾干，置紫外光灯（365nm）下检视。供试品色谱中，在与对照药材色谱相应的位置上，显相同颜色的荧光斑点。

【检查】水分　不得过13.0%（《中国药典》2020年版通则0832第二法，温度为80℃）。

总灰分　不得过6.0%（《中国药典》2020年版通则2302）。

【浸出物】照水溶性浸出物测定法（《中国药典》2020年版通则2201）项下的热浸法测定，不得少于55.0%。

【含量测定】枸杞多糖　对照品溶液的制备　取无水葡萄糖对照品25mg，精密称定，置250ml量瓶中，加水适量溶解，稀释至刻度，摇匀，即得（每1ml中含无水葡萄糖0.1mg）。

标准曲线的制备　精密量取对照品溶液0.2ml、0.4ml、0.6ml、0.8ml、1.0ml，分别置具塞试管中，分别加水补至2.0ml，各精密加入5%苯酚溶液1ml，摇匀，迅速精密加入硫酸5ml，摇匀，放置10分钟，置40℃水浴中保温15分钟，取出，迅速冷却至室温，以相应的试剂为空白，照紫外－可见分光光度法（《中国药典》2020年版通则0401），在490nm的波长处测定吸光度，以吸光度为纵坐标，浓度为横坐标，绘制标准曲线。

测定法　取本品粗粉约 0.5g，精密称定，加乙醚 100ml，加热回流 1 小时，静置，放冷，小心弃去乙醚液，残渣置水浴上挥尽乙醚。加入 80% 乙醇 100ml，加热回流 1 小时，趁热滤过，滤渣与滤器用热 80% 乙醇 30ml 分次洗涤，滤渣连同滤纸置烧瓶中，加水 150ml，加热回流 2 小时。趁热滤过，用少量热水洗涤滤器，合并滤液与洗液，放冷，移至 250ml 量瓶中，用水稀释至刻度，摇匀，精密量取 1ml，置具塞试管中，加水 1.0ml，照标准曲线的制备项下的方法，自"各精密加入 5% 苯酚溶液 1ml"起，依法测定吸光度，从标准曲线上读出供试品溶液中含葡萄糖的重量（mg），计算，即得。

本品按干燥品计算，含枸杞多糖以葡萄糖（$C_6H_{12}O_6$）计，不得少于 1.8%。

甜菜碱　照高效液相色谱法（《中国药典》2020 年版通则 0512）测定。

色谱条件与系统适用性试验　以氨基键合硅胶为填充剂；以乙腈－水（85：15）为流动相；检测波长为 195nm。理论板数按甜菜碱峰计算应不低于 3000。

对照品溶液的制备　取甜菜碱对照品适量，精密称定，加水制成每 1ml 含 0.17mg 的溶液，即得。

供试品溶液的制备　取本品粉碎，取约 1g，精密称定，置具塞锥形瓶中，精密加入甲醇 50ml，密塞，称定重量，加热回流 1 小时，放冷，再称定重量，用甲醇补足减失的重量，摇匀，滤过。精密量取续滤液 2ml，置碱性氧化铝固相萃取柱（2g）上，用乙醇 30ml 洗脱，收集洗脱液，蒸干，残渣加水溶解，转移至 2ml 量瓶中，加水至刻度，摇匀，滤过，取续滤液，即得。

测定法　分别精密吸取对照品溶液与供试品溶液各 10μl，注入液相色谱仪，测定，即得。

本品按干燥品计算，含甜菜碱（$C_5H_{11}NO_2$）不得少于 0.50%。

【性味与归经】甘，平。归肝、肾经。

【功能与主治】滋补肝肾，益精明目。用于虚劳精亏，腰膝酸痛，眩晕耳鸣，阳痿遗精，内热消渴，血虚萎黄，目昏不明。

【用法与用量】6～12g。

【贮藏】置阴凉干燥处，防闷热，防潮，防蛀。

【药材标准】《中国药典》2020 年版一部。

破天菜

Potiancai

LOBELIAE HERBA

【来源】本品为半边莲科植物西南山梗菜 *Lobelia sequinii* Levl. et Vant. 的干燥全草。

【炮制】除去杂质，净制，干燥。

【性状】本品为长短不一的段。根呈圆锥形，多分支，表面黄白色至灰黄白色，具不规则纵皱纹，质坚脆，易折断，切面皮层极薄，木部黄白色，具放射状纹理及裂隙。茎呈圆柱形，有的破裂，土黄色或黄白色，常皱缩呈纵沟纹，可见突起的叶痕；质韧，难折断，断面淡黄白色，中空。叶黄棕色或黄绿色，多破碎，展开后边缘常有细锯齿。有晒烟气，味辛、麻。

【性味与归经】辛，寒；有大毒。归肝经。

【功能与主治】祛风止痛，清热解毒。用于风湿关节痛，跌打损伤，痈肿疔疮，腮腺炎。

【用法与用量】外用适量，捣烂敷患处，或浸酒涂擦或研末撒患处。

【注意】本品有大毒，忌内服。

【贮藏】置通风干燥处。

【药材标准】《广西中药材标准（1990 年版）》《广西壮族自治区壮药质量标准（第三卷）》。

原蚕蛾

Yuancan'e

BOMBYX MORI

【来源】本品为蚕蛾科昆虫家蚕蛾 *Bombyx mori* L. 的雄性成虫干燥体。

【炮制】除去杂质，净制，干燥。

【性状】本品略呈圆柱形或圆锥形，多数弯曲皱缩。长 12 ～ 20mm，直径 3 ～ 6mm。表面黄色至棕褐色。头部较小，口器退化；复眼 1 对，突出，半球状，黑褐色。胸部分为前、中、后胸 3 个环节，每 1 胸节腹面各具足痕 1 对；中胸和后胸背面两侧各具翅痕 1 对。腹部渐小，多皱缩，具 8 个腹节。腹部末端为外生殖器，抱器 1 对，弯曲，无毛，末端渐尖；阳茎呈细棒状，质脆，有的已断落。气特异，味腥。

【性味与归经】咸，温。归肝、肾经。

【功能与主治】补肝益肾，固精壮阳，止血生肌。用于阳痿，遗精，早泄，白浊，尿血，创伤，溃疡，烫伤。

【用法与用量】3 ～ 12g。外用适量，研末撒或捣烂敷。

【注意】阴虚有火者忌服。

【贮藏】置干燥处，防霉防蛀。

【药材标准】《广西中药材标准（第二册）》《广西壮族自治区壮药质量标准（第三卷）》。

柴　胡

Chaihu

BUPLEURI RADIX

【来源】 本品为伞形科植物柴胡 *Bupleurum chinense* DC. 或狭叶柴胡 *Bupleurum scorzonerifolium* Willd. 的干燥根。

【炮制】北柴胡段　除去杂质和残茎，洗润，切段，干燥。

醋北柴胡段　取北柴胡段，照醋炙法（《中国药典》2020 年版通则 0213）炒干。

南柴胡段　除去杂质和残茎，洗润，切段，干燥。

醋南柴胡段　取南柴胡段，照醋炙法（《中国药典》2020 年版通则 0213）炒干。

【性状】北柴胡段　本品呈不规则的段状。外表皮黑褐色或浅棕色，具纵皱纹和支根痕。切面淡黄白色，纤维性。质硬。气微香，味微苦。

醋北柴胡段　本品形如北柴胡段。表面淡黄棕色，微有醋香气，味微苦。

南柴胡段　本品呈不规则的段状。外表皮红棕色或黑褐色。有时可见根头处具细密环纹或有细毛状枯叶纤维。切面黄白色，平坦。具败油气。

醋南柴胡段　本品形如南柴胡段，微有醋香气。

【鉴别】北柴胡段、醋北柴胡段　取本品粉末 0.5g，加甲醇 20ml，超声处理 10 分钟，滤过，滤液浓缩至 5ml，作为供试品溶液。另取北柴胡对照药材 0.5g，同法制成对照药材溶液。再取柴胡皂苷 a 对照品、柴胡皂苷 d 对照品，加甲醇制成每 1ml 各含 0.5mg 的混合溶液，作为对照品溶液。照薄层色谱法（《中国药典》2020 年版通则 0502）试验，吸取上述三种溶液各 5μl，分别点于同一硅胶 G 薄层板上，以乙酸乙酯 – 乙醇 – 水（8：2：1）为展开剂，展开，取出，晾干，喷以 2% 对二甲氨基苯甲醛的 40% 硫酸溶液，在 60℃加热至斑点显色清晰，分别置日光和紫外光灯（365nm）下检视。供试品色谱中，在与对照药材色谱和对照品色谱相应的位置上，显相同颜色的斑点或荧光斑点。

【检查】水分　北柴胡段、醋北柴胡段　不得过 10.0%（《中国药典》2020 年版通则 0832 第二法）。

总灰分　北柴胡段、醋北柴胡段　不得过 8.0%（《中国药典》2020 年版通则 2302）。

酸不溶性灰分　北柴胡段、醋北柴胡段　不得过 3.0%（《中国药典》2020 年版通则 2302）。

【浸出物】照醇溶性浸出物测定法（《中国药典》2020 年版通则 2201）项下的热浸法测定，用乙醇作溶剂，北柴胡段不得少于 11.0%，醋北柴胡段不得少于 12.0%。

【含量测定】北柴胡段、醋北柴胡段　照高效液相色谱法（《中国药典》2020 年版通则

0512）测定。

色谱条件与系统适用性试验　以十八烷基硅烷键合硅胶为填充剂；以乙腈为流动相 A，以水为流动相 B，按下表中的规定进行梯度洗脱；检测波长为 210nm。理论板数按柴胡皂苷 a 峰计算应不低于 10000。

时间（分钟）	流动相 A（%）	流动相 B（%）
0～50	25→90	75→10
50～55	90	10

对照品溶液的制备　取柴胡皂苷 a 对照品、柴胡皂苷 d 对照品适量，精密称定，加甲醇制成每 1ml 含柴胡皂苷 a 0.4mg、柴胡皂苷 d 0.5mg 的溶液，摇匀，即得。

供试品溶液的制备　取本品粉末（过四号筛）约 0.5g，精密称定，置具塞锥形瓶中，加入含 5% 浓氨试液的甲醇溶液 25ml，密塞，30℃水温超声处理（功率 200W，频率 40kHz）30 分钟，滤过，用甲醇 20ml 分 2 次洗涤容器及药渣，洗液与滤液合并，回收溶剂至干。残渣加甲醇溶解，转移至 5ml 量瓶中，加甲醇至刻度，摇匀，滤过，取续滤液，即得。

测定法　分别精密吸取对照品溶液 20μl 与供试品溶液 10～20μl，注入液相色谱仪，测定，即得。

本品按干燥品计算，含柴胡皂苷 a（$C_{42}H_{68}O_{13}$）和柴胡皂苷 d（$C_{42}H_{68}O_{13}$）的总量不得少于 0.30%。

【性味与归经】 辛、苦，微寒。归肝、胆、肺经。

【功能与主治】 疏散退热，疏肝解郁，升举阳气。用于感冒发热，寒热往来，胸胁胀痛，月经不调，子宫脱垂，脱肛。

【用法与用量】 3～10g。

【贮藏】 置通风干燥处，防蛀。

【药材标准】《中国药典》2020 年版一部。

党 参

Dangshen

CODONOPSIS RADIX

【来源】本品为桔梗科植物党参 *Codonopsis pilosula*（Franch.）Nannf.、素花党参 *Codonopsis pilosula* Nannf. var. *modesta*（Nannf.）L. T. Shen 或川党参 *Codonopsis tangshen* Oliv. 的干燥根。

【炮制】**党参段**　除去杂质，洗净，润透，切段，干燥。

蒸党参　取党参段，照蒸法（《中国药典》2020 年版通则 0213）蒸至透心，有香甜味时，取出，干燥。

制（炙）党参　取党参片或段，置锅内，照蜜炙法（《中国药典》2020 年版通则 0213），用文火炒至深黄色不黏手为度，取出，放凉。

每 100kg 党参（片或段）用炼蜜 20 ～ 25kg。

【性状】**党参段**　呈圆柱形的段。外表皮灰黄色、黄棕色至灰棕色，有时可见根头部有多数疣状突起的茎痕及芽，有纵皱纹和散在的横长皮孔样突起。切面皮部淡棕黄色至黄棕色，木部淡黄色至黄色，有裂隙或放射状纹理。有特殊香气，味微甜。

蒸党参　形同党参段，表面皮灰棕色至棕褐色，味甜。

制（炙）党参　形同党参片或党参段，表面深黄色，味甜。

【鉴别】（1）**党参段、蒸党参**　本品横切面：木栓细胞数列至 10 数列，外侧有石细胞，单个或成群。栓内层窄。韧皮部宽广，外侧常现裂隙，散有淡黄色乳管群，并常与筛管群交互排列。形成层成环。木质部导管单个散在或数个相聚，呈放射状排列。薄壁细胞含菊糖。

（2）**党参段、蒸党参**　取本品粉末 1g，加甲醇 25ml，超声处理 30 分钟，滤过，滤液蒸干，残渣加水 15ml 使溶解，通过 D101 型大孔吸附树脂柱（内径为 1.5cm，柱高为 10cm），用水 50ml 洗脱，弃去水液，再用 50% 乙醇 50ml 洗脱，收集洗脱液，蒸干，残渣加甲醇 1ml 使溶解，作为供试品溶液。另取党参炔苷对照品，加甲醇制成每 1ml 含 1mg 的溶液，作为对照品溶液。照薄层色谱法（《中国药典》2020 年版通则 0502）试验，吸取供试品溶液 2 ～ 4μl、对照品溶液 2μl，分别点于同一高效硅胶 G 薄层板上，以正丁醇 – 冰醋酸 – 水（7：1：0.5）为展开剂，展开，取出，晾干，喷以 10% 硫酸乙醇溶液，在 100℃加热至斑点显色清晰，分别置日光和紫外光灯（365nm）下检视。供试品色谱中，在与对照品色谱相应的位置上，显相同颜色的斑点或荧光斑点。

【检查】**水分**　党参段、蒸党参　不得过 16.0%（《中国药典》2020 年版通则 0832 第二法）。

总灰分　党参段、蒸党参　不得过 5.0%（《中国药典》2020 年版通则 2302）。

二氧化硫残留量　照二氧化硫残留量测定法（《中国药典》2020 年版通则 2331）测定，不得过 400mg/kg。

【浸出物】党参段、蒸党参　照醇溶性浸出物测定法（《中国药典》2020 年版通则 2201）项下的热浸法测定，用 45% 乙醇作溶剂，不得少于 55.0%。

【性味与归经】甘，平。归脾、肺经。

【功能与主治】健脾益肺，养血生津。用于脾肺气虚，食少倦怠，咳嗽虚喘，气血不足，面色萎黄，心悸气短，津伤口渴，内热消渴。

【用法与用量】9 ～ 30g。

【处方应付】写蜜党参、制（炙）党参均付制党参，写米炒党参付米炒党参，写党参付党参。

【注意】不宜与藜芦同用。

【贮藏】置通风干燥处，防蛀。

【药材标准】《中国药典》2020 年版一部。

鸭脚木皮

Yajiaomupi

SCHEFFLERAE CORTEX

【来源】本品为五加科植物鹅掌柴 *Schefflera octophylla*（Lour.）Harms 的干燥树皮及根皮。

【炮制】除去杂质，洗润，切丝，干燥。

【性状】本品呈丝状。外表面灰白色至暗灰色，粗糙，常有地衣斑，可见类圆形或横向长圆形皮孔，有的可见叶柄痕，内表面灰黄色至灰棕色，光滑，具丝瓜络网纹。质疏松，木栓层易脱落。断面纤维性强，外层较脆易折断，内层较韧难折断，能层层剥离。气微香，味苦。

【性味与归经】苦，凉。归肺经。

【功能与主治】发汗解表，祛风除湿，舒筋活络，消肿止痛。用于感冒发热，咽喉肿痛，风湿关节痛，跌打损伤，骨折。

【用法与用量】9～15g。外用适量，捣烂酒炒敷患处，或煎水洗患处。

【贮藏】置干燥处。

【药材标准】《广西中药材标准（1990年版）》《广西壮族自治区壮药质量标准（第二卷）》《广西壮族自治区瑶药材质量标准（第一卷）》。

铁包金

Tiebaojin

BERCHEMIAE RADIX

【来源】本品为鼠李科植物老鼠耳 *Berchemia lineata*（Linn.）DC. 的干燥根。

【炮制】除去杂质，净制，干燥；或洗润，切制，干燥。

【性状】本品为厚片或段，呈椭圆形斜片或不规则的段、片块。外表面黑褐色至深褐色，栓皮结实，有网状裂隙、纵皱纹。质坚硬。切面木部甚大，纹理细密，暗黄棕色至橙黄色。气微，味淡、涩。

【性味与归经】淡、涩，平。归心、肺经。

【功能与主治】散瘀，止血，止痛，镇咳，消滞。用于肺结核咯血，黄疸型肝炎，腹痛，头痛，跌打损伤，痈疔疮疖，毒蛇咬伤。

【用法与用量】9 ～ 30g。外用适量。

【贮藏】置干燥处。

【药材标准】《广西中药材标准（1990 年版）》《广西壮族自治区壮药质量标准（第二卷）》《广西壮族自治区瑶药材质量标准（第二卷）》。

铁线草

Tiexiancao

ADIANTI FLABELLULATI HERBA

【来源】本品为铁线蕨科植物扇叶铁线蕨 *Adiantum flabellulatum* L. 的干燥全草。

【炮制】除去杂质，净制，切段，干燥。

【性状】本品呈不规则段状。根状茎黄棕色，密被棕色披针形鳞片及叶柄残基，并有弯曲的须根。叶片小羽片扇形或斜方形，外缘或上缘浅裂；不育叶具细锯齿，叶脉扇形分叉；孢子囊群生于叶片上部反折的囊群盖下面。叶柄坚韧，亮紫黑色。气微，味微苦。

【性味】微苦、辛，凉。

【功能与主治】清热解毒，利湿，消肿。用于泌尿系结石，肝炎，痢疾，感冒发热，泄泻，砂淋。

【用法与用量】15 ～ 50g。

【贮藏】置阴凉干燥处。

【药材标准】《广西中药材标准（1990年版）》。

铅色水蛇

Qianseshuishe

ENHYDRIS PLUMBEAE

【来源】本品为游蛇科动物铅色水蛇 *Enhydris plumbea* Boie 的干燥体。

【炮制】**铅色水蛇**　去头，洗净，切寸段；或酒润，切寸段，干燥。

铅色水蛇粉　去头及鳞片，洗净，干燥，粉碎成细粉。

【性状】**铅色水蛇**　本品呈段状，长 2～4cm。背部黑褐色，腹部类白色或黄白色，剖开边缘向内卷曲。切面扁圆状，黄白色至棕褐色，中部具类白色脊骨。气腥，或微有酒香气，味淡。

铅色水蛇粉　本品为灰白色至淡棕黄色的粉末。气腥，味淡。

【鉴别】（1）**铅色水蛇**　鳞片碎片淡黄色，表面观呈类圆形隆起，隆起直径 5～18μm。

铅色水蛇粉　横纹肌纤维淡黄色或无色，横纹细密平直或微波状。骨碎片浅灰色，呈不规则块状，骨陷窝类圆形或梭形，骨小管较密。表皮淡黄色或灰白色，可见棕色或棕黑色色素颗粒，常连成不规则网状、分枝状或聚集成团。

（2）**铅色水蛇粉**　聚合酶链式反应。

模板 DNA 提取　取本品约 30mg，置 1.5ml 离心管中。加 200μl 缓冲液 GA，振荡至彻底悬浮，加入 20μl 蛋白酶 K 溶液，在 56℃放置直至组织溶解（约 3 小时）；简短离心以去除管盖内壁的水珠，加入 200μl 缓冲液 GB，充分颠倒均匀，70℃下放置 10 分钟，溶液应变清亮，简短离心以去除管盖内壁的水珠；加入 200μl 无水乙醇，充分振荡均匀 15 秒，此时可能会出现絮状沉淀，简短离心以去除管盖内壁的水珠。将上一步所得溶液和絮状沉淀都加入一个吸附柱 CB3 中（吸附柱放入收集管中），离心（转速为每分钟 12000 转）30 秒，倒掉废液，将吸附柱 CB3 放回收集管中；向吸附柱 CB3 中加入 500μl 缓冲液 GD（使用前需加入无水乙醇），离心（转速为每分钟 12000 转）30 秒，倒掉废液；将吸附柱 CB3 放入收集管中，向吸附柱 CB3 中加入 600μl 漂洗液 PW（使用前需加入无水乙醇），离心（转速为每分钟 12000 转）30 秒，倒掉废液将吸附柱 CB3 放入收集管中。重复上一步操作。将吸附柱 CB3 放回收集管中，离心（转速为每分钟 12000 转）2 分钟，倒掉废液；将吸附柱 CB3 置于室温放置数分钟，以彻底晾干吸附材料中残余的漂洗液；将吸附柱 CB3 转入一个干净的离心管中，向吸附柱的中间部位悬空滴加 100μl 洗脱缓冲液 TE，室温放置 2～5 分钟，离心（转速为每分钟 12000 转）2 分钟，将溶液收集到离心管，混匀，作为供试品溶液，置 -20℃保存备用。

另取铅色水蛇对照药材 30mg，同法制成对照药材模板 DNA 溶液。（或按各血液 / 细胞 /

组织基因组 DNA 提取试剂盒方法提取）

PCR反应　鉴别引物: 5′ GAATATTAGTTCAACCTTAGGTCATCC3′ 和 5′ GTTTTGATGTG-CATTGCTTGTTAGC3′。PCR 反应体系：反应总体积为 20μl，反应体系包括 2×DNA 聚合酶 Mix 预混液 10μl，上下游引物（10μmol/L）各 0.5μl，模板 DNA 1μl，无菌水 8μl 补足。另取等体积无菌水代替模板 DNA，作为空白对照。将离心管置 PCR 仪，PCR 反应参数：95℃ 预变性 10 分钟，循环反应 35 次（95℃变性 30 秒，62℃退火 30 秒，72℃延伸 30 秒），72℃延伸 10 分钟。

电泳检测　照琼脂糖凝胶电泳法（《中国药典》2020 年版通则 0541），胶浓度为 2%，胶中加入核酸凝胶染色剂 GelRed，供试品与对照药材 PCR 反应液的上样量分别为 2～5μl，以 DL1000 作为 DNA 分子量标记，进行凝胶电泳，电泳结束后，取凝胶片在凝胶成像仪上进行检视。供试品凝胶电泳图中，在与对照药材凝胶电泳图谱相应的位置上，在 300～400bp 间应有单一的 DNA 条带，空白对照无条带。

【检查】水分　不得过 12.0%（《中国药典》2020 年版通则 0832 第二法）。

总灰分　不得过 33.0%（《中国药典》2020 年版通则 2302）。

酸不溶性灰分　不得过 1.0%（《中国药典》2020 年版通则 2302）。

【浸出物】照醇溶性浸出物测定法(《中国药典》2020 年版通则 2201)项下的热浸法测定，用稀乙醇作溶剂，不得少于 14.0%。

【性味与归经】甘、咸，平。归脾、肾经。

【功能与主治】除湿去痒。用于皮肤湿痒。

【用法与用量】3～9g。入散丸、研末冲服或浸酒。

【注意】对本品过敏者慎用或忌用。

【贮藏】置通风干燥处，防霉，防蛀。

【药材标准】广西壮族自治区药品监督管理局少数民族及地方习用药材质量标准 DYB45-GXMYC-0003-2021。

益母草

Yimucao

LEONURI HERBA

【来源】本品为唇形科植物益母草 *Leonurus japonicus* Houtt. 的干燥地上部分。

【炮制】**酒益母草**　取干益母草，照酒炙法（《中国药典》2020 年版通则 0213）炒干，取出，放凉。

每 100kg 益母草，用黄酒 15kg。

四制益母草　取干益母草，加食盐、醋、生姜（捣汁）、酒混合拌匀，置蒸笼内蒸至上蒸气为度（或置锅内炒干），取出，晒干或低温干燥。

每 100kg 益母草用食盐 1kg、醋 10kg、生姜 10kg、酒 5kg。

【性状】**酒益母草**　本品呈不规则的段。茎方形，四面凹下成纵沟，灰绿色或黄褐色。切面中部有白髓。叶片灰褐色，多皱缩、破碎。轮伞花序腋生，花黄褐色，花萼筒状，花冠二唇形。气微并略有酒香味，味微苦。

四制益母草　形如酒益母草，色泽加深，或微有焦斑。

【鉴别】**酒益母草**　取〔含量测定〕项下的盐酸水苏碱供试品溶液 10ml，蒸干，残渣加无水乙醇 1ml 使溶解，离心，取上清液作为供试品溶液。另取盐酸水苏碱对照品，加无水乙醇制成每 1ml 含 1mg 的溶液，作为对照品溶液。照薄层色谱法（《中国药典》2020 年版通则 0502）试验，吸取上述两种溶液各 5～10μl，分别点于同一硅胶 G 薄层板上，以丙酮 – 无水乙醇 – 盐酸（10：6：1）为展开剂，展开，取出，晾干，在 105℃加热 15 分钟，放冷，喷以稀碘化铋钾试液 – 三氯化铁试液（10：1）混合溶液至斑点显色清晰。供试品色谱中，在与对照品色谱相应的位置上，显相同颜色的斑点。

【检查】**水分**　酒益母草　不得过 13.0%（《中国药典》2020 年版通则 0832 第二法）。

总灰分　酒益母草　不得过 11.0%（《中国药典》2020 年版通则 2302）。

【浸出物】酒益母草　照水溶性浸出物测定法（《中国药典》2020 年版通则 2201）项下的热浸法测定，不得少于 12.0%。

【含量测定】**盐酸水苏碱**　酒益母草　照高效液相色谱法（《中国药典》2020 年版通则 0512）测定。

色谱条件与系统适用性试验　以丙基酰胺键合硅胶为填充剂；以乙腈 –0.2% 冰醋酸溶液（80：20）为流动相；用蒸发光散射检测器检测。理论板数按盐酸水苏碱峰计算应不低于 6000。

对照品溶液的制备　取盐酸水苏碱对照品适量，精密称定，加 70% 乙醇制成每 1ml 含 0.5mg

的溶液，即得。

供试品溶液的制备　取本品粉末（过三号筛）约 1g，精密称定，置具塞锥形瓶中，精密加入 70% 乙醇 25ml，称定重量，加热回流 2 小时，放冷，再称定重量，用 70% 乙醇补足减失的重量，摇匀，滤过，取续滤液，即得。

测定法　分别精密吸取对照品溶液 5μl、10μl，供试品溶液 10～20μl，注入液相色谱仪，测定，用外标两点法对数方程计算，即得。

本品按干燥品计算，含盐酸水苏碱（$C_7H_{13}NO_2 \cdot HCl$）不得少于 0.40%。

盐酸益母草碱　酒益母草　照高效液相色谱法（《中国药典》2020 年版通则 0512）测定。

色谱条件与系统适用性试验　以十八烷基硅烷键合硅胶为填充剂；以乙腈 –0.4% 辛烷磺酸钠的 0.1% 磷酸溶液（24∶76）为流动相；检测波长为 277nm。理论板数按盐酸益母草碱峰计算应不低于 6000。

对照品溶液的制备　取盐酸益母草碱对照品适量，精密称定，加 70% 乙醇制成每 1ml 含 30μg 的溶液，即得。

测定法　分别精密吸取对照品溶液与〔含量测定〕项下盐酸水苏碱供试品溶液各 10μl，注入液相色谱仪，测定，即得。

本品按干燥品计算，含盐酸益母草碱（$C_{14}H_{21}O_5N_3 \cdot HCl$）不得少于 0.040%。

【性味与归经】苦、辛，微寒。归肝、心包、膀胱经。

【功能与主治】活血调经，利尿消肿，清热解毒。用于月经不调，痛经，经闭，恶露不尽，水肿尿少，疮疡肿毒。

【用法与用量】9～30g。

【注意】孕妇慎用。

【贮藏】置干燥处。

【药材标准】《中国药典》2020 年版一部。

酒土鳖虫

Jiutubiechong

EUPOLYPHAGA STELEOPHAGA

【来源】本品为鳖蠊科昆虫地鳖 *Eupolyphaga sinensis* Walker 或冀地鳖 *Steleophaga plancyi*（Boleny）的雌虫干燥体。

【炮制】取净土鳖虫，照酒炙法（《中国药典》2020年版通则0213），用文火炒干，表面微焦，取出，放凉。

每100kg土鳖虫，用黄酒20kg。

【性状】**酒地鳖**　本品呈扁平卵形，长1.3～3cm，宽1.2～2.4cm。前端较窄，后端较宽，背部紫褐色，具光泽，无翅。前胸背板较发达，盖住头部；腹背板9节，呈覆瓦状排列。腹面红棕色，头部较小，有丝状触角1对，常脱落，胸部有足3对，具细毛和刺。腹部有横环节。质松脆，易碎。气腥臭，略具酒气，味微咸。

酒冀地鳖　长2.2～3.7cm，宽1.4～2.5cm。背部黑棕色，通常在边缘带有淡黄褐色斑块及黑色小点。略具酒气。

【鉴别】（1）本品粉末灰棕色。体壁碎片深棕色或黄色，表面有不规则纹理，其上着生短粗或细长刚毛，常可见刚毛脱落后的圆形毛窝，直径5～32μm；刚毛棕黄色或黄色，先端锐尖或钝圆，长12～270μm，直径10～32μm，有的具纵直纹理。横纹肌纤维无色或淡黄色，常碎断，有细密横纹，平直或呈微波状，明带较暗带为宽。

（2）取本品粉末1g，加甲醇25ml，超声处理30分钟，滤过，滤液蒸干，残渣加甲醇5ml使溶解，作为供试品溶液。另取土鳖虫对照药材1g，同法制成对照药材溶液。照薄层色谱法（《中国药典》2020年版通则0502）试验，吸取上述两种溶液各10μl，分别点于同一硅胶G薄层板上，以甲苯－二氯甲烷－丙酮（5∶5∶0.5）为展开剂，展开，取出，晾干，置紫外光灯（365nm）下检视。供试品色谱中，在与对照药材色谱相应的位置上，显相同颜色的荧光斑点；再喷以香草醛硫酸试液，在105℃加热至斑点显色清晰，显相同颜色的斑点。

【检查】**水分**　不得过10.0%（《中国药典》2020年版通则0832第二法）。

总灰分　不得过13.0%（《中国药典》2020年版通则2302）。

酸不溶性灰分　不得过5.0%（《中国药典》2020年版通则2302）。

黄曲霉毒素　照真菌毒素测定法（《中国药典》2020年版通则2351）测定。

取本品粉末（过二号筛）约5g，精密称定，加入氯化钠3g，照黄曲霉毒素测定法项下供试品溶液的制备方法，其中，精密量取上清液10ml，测定，计算，即得。

本品每1000g含黄曲霉毒素 B_1 不得过5μg，含黄曲霉毒素 G_2、黄曲霉毒素 G_1、黄曲霉

毒素 B_2 和黄曲霉毒素 B_1 的总量不得过 $10\mu g$。

【浸出物】照水溶性浸出物测定法（《中国药典》2020 年版通则 2201）项下的热浸法测定，不得少于 22.0%。

【性味与归经】咸，寒；有小毒。归肝经。

【功能与主治】破血逐瘀，续筋接骨。用于跌打损伤，筋伤骨折，血瘀经闭，产后瘀阻腹痛，癥瘕痞块。

【用法与用量】3 ～ 10g。

【注意】孕妇禁用。

【贮藏】置通风干燥处，防蛀。

【药材标准】《中国药典》2020 年版一部、《广西壮族自治区壮药质量标准（第二卷）》。

酒玉竹

Jiuyuzhu

POLYGONATI ODORATI RHIZOMA

【来源】本品为百合科植物玉竹 *Polygonatum odoratum*（Mill.）Druce 的干燥根茎。

【炮制】取净玉竹，照蒸法（《中国药典》2020 年版通则 0213），加黄酒拌匀，闷润，蒸透，取出，干燥。

每 100kg 玉竹，用黄酒 25kg。

【性状】本品呈不规则厚片或段状。外表皮黄白色至黄棕色，半透明，有时可见环节。切面角质样或显颗粒性。气微并略有酒香味，味甘，嚼之发黏。

【检查】水分　不得过 16.0%（《中国药典》2020 年版通则 0832 第二法）。

总灰分　不得过 3.0%（《中国药典》2020 年版通则 2302）。

【浸出物】照醇溶性浸出物测定法（《中国药典》2020 年版通则 2201）项下的冷浸法测定，用 70% 乙醇作溶剂，不得少于 50.0%。

【含量测定】对照品溶液的制备　取无水葡萄糖对照品适量，精密称定，加水制成每 1ml 含无水葡萄糖 0.6mg 的溶液，即得。

标准曲线的制备　精密量取对照品溶液 1.0ml、1.5ml、2.0ml、2.5ml、3.0ml，分别置 50ml 量瓶中，加水至刻度，摇匀。精密量取上述各溶液 2ml，置具塞试管中，分别加 4% 苯酚溶液 1ml，混匀，迅速加入硫酸 7.0ml，摇匀，于 40℃水浴中保温 30 分钟，取出，置冰水浴中 5 分钟，取出，以相应试剂为空白，照紫外－可见分光光度法（《中国药典》2020 年版通则 0401），在 490nm 的波长处测定吸光度，以吸光度为纵坐标，浓度为横坐标，绘制标准曲线。

测定法　取本品粗粉约 1g，精密称定，置圆底烧瓶中，加水 100ml，加热回流 1 小时，用脱脂棉滤过，如上重复提取 1 次，两次滤液合并，浓缩至适量，转移至 100ml 量瓶中，加水至刻度，摇匀，精密量取 2ml，加乙醇 10ml，搅拌，离心，取沉淀加水溶解，置 50ml 量瓶中，并稀释至刻度，摇匀，精密量取 2ml，照标准曲线的制备项下的方法，自"加 4% 苯酚溶液 1ml"起，依法测定吸光度，从标准曲线上读出供试品溶液中无水葡萄糖的重量（mg），计算，即得。

本品按干燥品计算，含玉竹多糖以葡萄糖（$C_6H_{12}O_6$）计，不得少于 6.0%。

【性味与归经】甘，微寒。归肺、胃经。

【功能与主治】养阴润燥，生津止渴。用于肺胃阴伤，燥热咳嗽，咽干口渴，内热消渴。

【**用法与用量**】6～12g。

【**贮藏**】置通风干燥处，防霉，防蛀。

【**药材标准**】《中国药典》2020年版一部。

海　参

Haishen

STICHOPUS HOLOTHURIA

【来源】本品为刺参科动物绿刺参 *Stichopus chloronotus* Brandt、海参科动物黑海参 *Holothuria leucospilota*（Brandt）或同科属多种海参的干燥体。

【炮制】用水泡软，切开洗净，清除泥沙，切片，干燥。

【性状】本品为矩圆形或扁圆形的片，腔中空。表面灰褐色、灰黑色、紫黑色、黑色、淡黄色或淡黄褐色，被有黑色点状突起和圆锥形肉刺，或无。切面黄色、黄褐色或黑褐色，有的被白霜。气腥，味咸。

【性味与归经】咸，温。归心、肾经。

【功能与主治】补肾益精，养血润燥。用于精血亏损，虚弱劳怯，阳痿，梦遗，小便频数，肠燥便秘。

【用法与用量】2 ～ 15g。

【贮藏】置干燥处，防蛀，防潮，防鼠咬。

【药材标准】《广西中药材标准（第二册）》《广西壮族自治区壮药质量标准（第二卷）》。

球 兰

Qiulan

HOYAE CARNOSAE HERBA

【来源】本品为萝藦科植物球兰 *Hoya carnosa*（L. f.）R. Br. 的干燥地上部分。

【炮制】除去杂质，切段；或抢水洗，稍润，切段，干燥。

【性状】本品茎呈圆柱形长短不一的段，直径 2 ～ 4mm。表面灰白色或棕黄色，具细纵棱，有时可见节上有气生根；质脆，易折断，断面灰黄色，纤维性强，有的中空。叶呈丝状或不规则碎片，灰绿色或黄绿色，皱缩或卷曲，基部宽楔形，全缘，无毛，侧脉不明显；薄革质，质脆。有时可见聚伞花序，腋生。气微，味苦、涩。

【鉴别】（1）本品粉末黄绿色。石细胞单个散在或多个聚集成群，类圆形、方形、马蹄形或不规则形状，沟纹明显，直径 25 ～ 74μm。螺纹导管，直径 14 ～ 30μm。乳汁管多破碎。

（2）取本品粉末 0.5g，加甲醇 20ml，超声处理 30 分钟，滤过，滤液蒸干，残渣加甲醇 1ml 使溶解，作为供试品溶液。另取球兰对照药材 0.5g，同法制成对照药材溶液。再取 β-谷甾醇对照品，加甲醇制成每 1ml 各含 0.5mg 的溶液，作为对照品溶液。照薄层色谱法（《中国药典》2020 年版通则 0502）试验，吸取供试品溶液和对照药材溶液各 4 ～ 6μl、对照品溶液 2μl，分别点于同一硅胶 G 薄层板上，以环己烷 – 乙酸乙酯（9：1）为展开剂，展开，取出，晾干，喷以磷钼酸试液，在 105℃加热至斑点清晰。供试品色谱中，在与对照药材色谱和对照品色谱相应的位置上，显相同颜色的斑点。

【检查】水分　不得过 15.0%（《中国药典》2020 年版通则 0832 第二法）。

总灰分　不得过 13.0%（《中国药典》2020 年版通则 2302）。

【浸出物】照醇溶性浸出物测定法（《中国药典》2020 年版通则 2201）项下的热浸法测定，用乙醇作溶剂，不得少于 8.0%。

【性味与归经】微苦，凉。归肺经。

【功能与主治】清热解毒，消肿止痛。用于肺热咳嗽，急性扁桃体炎，急性睾丸炎，跌打肿痛，骨折，疮疖肿痛。

【用法与用量】6 ～ 15g。外用适量。

【贮藏】置干燥处。

【药材标准】《广西壮族自治区瑶药材质量标准（第一卷）》。

排钱草

Paiqiancao

PHYLLODII PULCHELLI RADIX ET RHIZOMA

【来源】本品为豆科植物排钱草 *Phyllodium pulchellum*（L.）Desv. 的干燥根和根茎。

【炮制】除去杂质，洗润，切片，干燥。

【性状】本品呈片状，直径 0.5～3cm。表面浅棕红色，皮孔点状，栓皮脱落处显棕红色，切面皮部棕红色，厚 1～2mm，木部淡黄色，质细密而坚实，可见细环纹。气微，味涩。

【鉴别】取本品粉末 1g，加三氯甲烷 20ml，超声处理 30 分钟，滤过，滤液蒸干，残渣加三氯甲烷 1ml 使溶解，作为供试品溶液。另取排钱草对照药材 1g，同法制成对照药材溶液。再取 β－谷甾醇对照品，加三氯甲烷制成每 1ml 含 1mg 的溶液，作为对照品溶液。照薄层色谱法（《中国药典》2020 年版通则 0502）试验，吸取供试品溶液和对照药材溶液各 5μl、对照品溶液 2μl，分别点于同一硅胶 G 薄层板上，以正己烷－乙酸乙酯（8∶2）为展开剂，展开，取出，晾干，喷以 10% 硫酸乙醇溶液，在 105℃加热至斑点显色清晰。供试品色谱中，在与对照药材色谱和对照品色谱相应的位置上，显相同颜色的斑点。

【性味与归经】淡、涩，凉；有小毒。归肝、胆、脾经。

【功能与主治】化瘀散癥，清热利水。用于腹中癥瘕，胁痛，黄疸，臌胀，湿热痹症，月经不调，闭经，痈疽疔疮，跌打损伤。

【用法与用量】15～30g。外用适量。

【贮藏】置通风干燥处。

【药材标准】《广西壮族自治区壮药质量标准（第一卷）》《广西壮族自治区瑶药材质量标准（第一卷）》。

黄花倒水莲

Huanghuadaoshuilian

POLYGALAE FALLACIS RADIX

【来源】本品为远志科植物黄花倒水莲 *Polygala fallax* Hemsl. 的干燥根。

【炮制】除去杂质，洗润，切片，干燥。

【性状】本品呈圆形、椭圆形或不规则形片状。表面灰黄色或灰棕色，具纵皱纹。切面皮部棕黄色，木部具环纹及放射状纹理。气微，味甘。

【鉴别】取本品粉末1g，加盐酸无水乙醇溶液（10→100）20ml，加热回流30分钟，放冷，滤过，滤液加水30ml，用三氯甲烷振摇提取2次，每次20ml，合并三氯甲烷液，蒸干，残渣加乙酸乙酯1ml使溶解，作为供试品溶液。另取黄花倒水莲对照药材1g，同法制成对照药材溶液。照薄层色谱法（《中国药典》2020年版通则0502）试验，吸取供试品溶液5～10μl，分别点于同一硅胶G薄层板上，以甲苯-乙酸乙酯-甲酸（10：8：0.5）为展开剂，展开，取出，晾干，喷以10%硫酸乙醇溶液，在105℃加热至斑点显色清晰。供试品色谱中，在与对照药材色谱相应的位置上，显相同颜色的斑点。

【性味与归经】甘、微苦，平。归肝、肾、脾经。

【功能与主治】补益，强壮，祛湿，散瘀。用于产后或病后体虚，急慢性肝炎，腰腿酸痛，子宫脱垂，脱肛，神经衰弱，月经不调，尿路感染，风湿骨痛，跌打损伤。

【用法与用量】15～30g。外用适量。

【贮藏】置干燥处。

【药材标准】《广西中药材标准（第二册）》《广西壮族自治区瑶药材质量标准（第一卷）》《广西壮族自治区壮药质量标准（第三卷）》。

黄　芩

Huangqin

SCUTELLARIAE RADIX

【来源】本品为唇形科植物黄芩 *Scutellaria baicalensis* Georgi 的干燥根。

【炮制】炒黄芩　取净黄芩片，照清炒法（《中国药典》2020 年版通则 0213）炒至微具焦斑，取出，放凉。

黄芩炭　取净黄芩片，置锅内，照炒炭法（《中国药典》2020 年版通则 0213）用武火炒至外表焦黑色，内部棕黄色，取出，放凉。

【性状】炒黄芩　本品为类圆形或不规则形片，偶见中空，外表皮暗黄褐色至焦黄色。切面棕褐色或黄棕色，具放射状纹理。微具香气，味苦。

黄芩炭　本品形同炒黄芩，呈焦黑色。

【鉴别】炒黄芩（1）本品粉末黄色至黄棕色。韧皮纤维单个散在或数个成束，梭形，长 60 ～ 250μm，直径 9 ～ 33μm，壁厚，孔沟细。石细胞类圆形、类方形或长方形，壁较厚或甚厚。木栓细胞棕黄色，多角形。网纹导管多见，直径 24 ～ 72μm。木纤维多碎断，直径约 12μm，有稀疏斜纹孔。淀粉粒甚多，单粒类球形，直径 2 ～ 10μm，脐点明显，复粒由 2 ～ 3 分粒组成。

（2）取炒黄芩粉末 1g，加乙酸乙酯 – 甲醇（3 ∶ 1）的混合溶液 30ml，加热回流 30 分钟，放冷，滤过，滤液蒸干，残渣加甲醇 5ml 使溶解，取上清液作为供试品溶液。另取黄芩对照药材 1g，同法制成对照药材溶液。再分别取黄芩苷对照品、黄芩素对照品、汉黄芩素对照品，加甲醇分别制成每 1ml 含 1mg、0.5mg、0.5mg 的溶液，作为对照品溶液。照薄层色谱法（《中国药典》2020 年版通则 0502）试验，吸取上述供试品溶液、对照药材溶液各 2μl 及上述三种对照品溶液各 1μl，分别点于同一聚酰胺薄膜上，以甲苯 – 乙酸乙酯 – 甲醇 – 甲酸（10 ∶ 3 ∶ 1 ∶ 2）为展开剂，预饱和 30 分钟，展开，取出，晾干，置紫外光灯（365nm）下检视。供试品色谱中，在与对照药材色谱相应的位置上，显相同颜色的斑点；在与对照品色谱相应的位置上，显三个相同的暗色斑点。

【检查】水分　炒黄芩　不得过 12.0%（《中国药典》2020 年版通则 0832 第二法）。

总灰分　炒黄芩　不得过 6.0%（《中国药典》2020 年版通则 2302）。

【浸出物】炒黄芩　照醇溶性浸出物测定法（《中国药典》2020 年版通则 2201）项下的热浸法测定，用稀乙醇作溶剂，不得少于 40.0%。

【含量测定】炒黄芩　照高效液相色谱法（《中国药典》2020 年版通则 0512）测定。

色谱条件与系统适用性试验　以十八烷基硅烷键合硅胶为填充剂；以甲醇 – 水 – 磷

酸（47∶53∶0.2）为流动相；检测波长为280nm。理论板数按黄芩苷峰计算应不低于2500。

对照品溶液的制备 取在60℃减压干燥4小时的黄芩苷对照品适量，精密称定，加甲醇制成每1ml含60μg的溶液，即得。

供试品溶液的制备 取本品中粉约0.3g，精密称定，加70%乙醇40ml，加热回流3小时，放冷，滤过，滤液置100ml量瓶中，用少量70%乙醇分次洗涤容器和残渣，洗液滤入同一量瓶中，加70%乙醇至刻度，摇匀。精密量取1ml，置10ml量瓶中，加甲醇至刻度，摇匀，即得。

测定法 分别精密吸取对照品溶液与供试品溶液各10μl，注入液相色谱仪，测定，即得。

本品按干燥品计算，含黄芩苷（$C_{21}H_{18}O_{11}$）不得少于8.0%。

【性味与归经】苦，寒。归肺、胆、脾、大肠、小肠经。

【功能与主治】清热燥湿，泻火解毒，止血，安胎。用于湿温、暑湿，胸闷呕恶，湿热痞满，泻痢，黄疸，肺热咳嗽，高热烦渴，血热吐衄，痈肿疮毒，胎动不安。

【用法与用量】3～10g。

【炮制目的】本品炒炭后可清热止血。

【处方应付】写炒黄芩付炒黄芩，写黄芩炭付黄芩炭。

【贮藏】置通风干燥处，防潮。

【药材标准】《中国药典》2020年版一部。

黄杜鹃根

Huangdujuangen

RHODODENDRIS MOLLIS RADIX

【来源】本品为杜鹃花科植物羊踯躅 *Rhododendron molle*（Bl.）G. Don 的干燥根。

【炮制】除去杂质，净制，干燥；或洗润，切片，干燥。

【性状】本品为不规则块片。外皮薄，棕褐色，略粗糙，脱落处呈黄棕色，有细密的纵纹。质坚硬，不易折断。断面黄棕色或浅棕色。气微香，味微辛。

【鉴别】取本品粉末5g，加水100ml，加热回流60分钟，滤过，收集滤液，滤渣再加水100ml，加热回流60分钟，滤过，合并滤液，浓缩至10ml，用正丁醇振摇提取3次，每次10ml，合并正丁醇液，蒸干，残渣加甲醇1ml使溶解，作为供试品溶液。另取黄杜鹃根对照药材5g，同法制成对照药材溶液。照薄层色谱法（《中国药典》2020年版通则0502）试验，吸取上述两种溶液各1～5μl，分别点于同一硅胶G薄层板上，以三氯甲烷-丙酮-甲醇（7：1：1.5）为展开剂，展开，取出，晾干，喷以10%硫酸乙醇溶液，在105℃加热至斑点显色清晰。供试品色谱中，在与对照药材色谱相应的位置上，显相同颜色的斑点。

【检查】水分　不得过13.0%（《中国药典》2020年版通则0832第二法）。

总灰分　不得过6.5%（《中国药典》2020年版通则2302）。

【浸出物】照水溶性浸出物测定法（《中国药典》2020年版通则2201）项下的热浸法测定，不得少于5.0%。

【性味与归经】辛，温；有大毒。归肝经。

【功能与主治】祛风除湿，散瘀止痛。用于风寒痹痛，偏头痛，跌打损伤，顽癣。

【用法与用量】1～3g。外用适量。

【贮藏】置干燥处。

【药材标准】《广西中药材标准（1990年版）》《广西壮族自治区壮药质量标准（第二卷）》《广西壮族自治区瑶药材质量标准（第一卷）》。

黄　根

Huanggen

PRISMATOMERIS CONNATAE RADIX

【来源】本品为茜草科植物三角瓣花 *Prismatomeris connata* Y. Z. Ruan 的干燥根。

【炮制】除去杂质，净制，干燥；或洗润，切片，干燥。

【性状】本品为不规则的块片，长短厚薄不一，直径 0.5～4cm。表面黄棕色或棕黄色，具不规则细皱纹，有的并有纵裂纹。栓皮易呈鳞片状剥落，剥落处显黄色或橙黄色。质坚硬，难折断。较大的切片易作纵片状剥离。切面皮部薄，呈棕黄色，木部宽大，呈米黄色，具细密的同心环状层纹及放射纹理，尤以细根明显。气微，味微甘。

【性味与归经】微苦，凉。归肺、肝、肾经。

【功能与主治】祛瘀生新，强壮筋骨，利湿退黄。用于风湿骨痛，跌打损伤，肝炎，白血病，再生障碍性贫血，地中海贫血，矽肺。

【用法与用量】15～30g。

【贮藏】置干燥处，防蛀。

【药材标准】《广西中药材标准（1990年版）》《广西壮族自治区壮药质量标准（第二卷）》《广西壮族自治区瑶药材质量标准（第二卷）》。

萝芙木

Luofumu

RAUVOLFIAE RADIX ET CAULIS

【来源】本品为夹竹桃科植物萝芙木 *Rauvolfia verticillata*（Lour.）Baill. 或云南萝芙木 *Rauvolfia yunnanensis* Tsiang 的干燥根和茎。

【炮制】除去杂质，洗润，切片或切段，干燥。

【性状】萝芙木　本品呈类圆形或不规则的块片或段。根表面灰棕色或灰棕黄色，具浅纵沟及裂纹，外皮易脱落，露出暗棕色皮部或淡黄色木部；质坚脆，切断面皮部窄，灰棕色；木部占极大部分，淡黄色或黄白色。茎表面灰褐色或灰绿色，散生多数灰白色类圆形凸起的皮孔及细纵纹；断面纤维性，皮部棕褐色，木部淡黄色或黄白色，中心髓部细小。气微，味苦。

云南萝芙木　根表面为灰黄色，外皮较松软。茎表面为灰白色或灰黄色。切断面木部为浅黄色或浅棕色。

【鉴别】（1）取本品粉末 2g，用氨水润湿，加三氯甲烷 30ml 浸泡过夜，滤过，滤液蒸干，残渣加 1% 盐酸溶液 10ml 使溶解，滤过，滤液分置于 3 支试管中。一管中加碘化铋钾试液 1～2 滴，生成红棕色沉淀；一管中加碘化汞钾试液 1～2 滴，生成黄白色沉淀；另一管中加硅钨酸试液 1～2 滴，生成乳白色沉淀。

（2）取本品粉末 2g，加乙醚－三氯甲烷－乙醇（6∶16∶5）混合溶剂 10ml 及水 1ml，振摇后室温浸泡过夜，滤过，滤液浓缩至干，残渣加三氯甲烷 0.5ml 使溶解，作为供试品溶液。取利血平对照品，加三氯甲烷制成每 1ml 含 0.1mg 的溶液，作为对照品溶液。照薄层色谱法（《中国药典》2020 年版通则 0502）试验，吸取供试品溶液与对照品溶液各 10μl，分别点于同一硅胶 G 薄层板上，以甲苯－乙酸乙酯－甲醇－水（2∶4∶2∶1）10℃以下放置的上层溶液为展开剂，展开，取出，晾干，置紫外光灯（365nm）下检视。供试品色谱中，在与对照品色谱相应的位置上，显相同颜色的荧光斑点。

【性味与归经】苦，寒；有小毒。归肝、肺经。

【功能与主治】清风热，降肝火，消肿毒。用于感冒发热，咽喉肿痛，高血压头痛眩晕，痧症腹痛吐泻，风痒疥疮，肝炎，肾炎腹水，跌打内伤，蛇伤。

【用法与用量】15～30g。外用适量。

【贮藏】置干燥处。

【药材标准】《广西中药材标准（第二册）》。

常春藤

Changchunteng

HEDERAE SINENSIS HERBA

【来源】本品为五加科植物常春藤 *Hedera sinensis*（Tobler）Hand.–Mazz. 的干燥全株。

【炮制】净制，切段，干燥。

【性状】本品为不规则的段。茎段呈圆柱形，直径 0.5～3cm，表面灰棕色或棕褐色，粗糙，有的具多数气根和细纵纹；切面皮部与木部易剥离；质坚实，不易折断；断面皮部棕褐色，木部黄白色，有明显的放射性纹理及细孔；髓部小。叶多皱缩破碎，革质，二型，完整者展开后一种呈三角状卵型或三角状长圆形，另一种呈椭圆状卵形至椭圆状披针形，全缘，先端渐尖，基部呈楔形，侧脉和网脉两面均明显。气微，味微涩。

【鉴别】（1）粉末浅灰棕色。树脂道碎片众多，含淡黄色至棕色分泌物，直径 18～130μm。石细胞类圆形或不规则形，单个散在或数个相聚，壁厚，孔沟明显，直径 26～57μm。草酸钙簇晶众多，直径 20～65μm。纤维多成束，沟纹明显。叶表皮细胞垂周壁弯曲，气孔不定式，副卫细胞 3～5 个。网纹导管多见，直径 14～30μm，可见具缘纹孔导管。

（2）取本品粉末 2g，加 75% 甲醇 50ml，超声处理 30 分钟，滤过，滤液蒸至无醇味，加水 40ml、盐酸 5ml，加热回流 1 小时，放冷，转移至分液漏斗中，用三氯甲烷振摇提取 2 次，每次 15ml，合并提取液，蒸干，残渣加甲醇 1ml 使溶解，作为供试品溶液。再取齐墩果酸对照品、常春藤皂苷元对照品，加甲醇制成每 1ml 各含 1mg 的溶液，作为对照品溶液。照薄层色谱法（《中国药典》2020 年版通则 0502）试验，吸取供试品溶液 2～5μl、对照品溶液 5μl，分别点于同一硅胶 G 薄层板上，以正己烷 – 乙酸乙酯 – 冰醋酸（12：8：0.5）为展开剂，展开，取出，晾干，喷以 10% 硫酸乙醇溶液，在 105℃加热至斑点显色清晰。供试品色谱中，在与对照品色谱相应的位置上，显相同颜色的斑点。

【检查】水分　不得过 15.0%（《中国药典》2020 年版通则 0832 第二法）。

总灰分　不得过 12.0%（《中国药典》2020 年版通则 2302）。

酸不溶性灰分　不得过 2.0%（《中国药典》2020 年版通则 2302）。

【性味与归经】苦、涩，平。归肝、脾、肺经。

【功能与主治】舒筋散风，清热解毒，消肿止痛，强腰膝。用于感冒咳嗽，胃脘痛，风湿痹痛，跌打损伤。

【用法与用量】15～30g。外用适量。

【贮藏】置通风干燥处，防蛀。

【药材标准】《广西壮族自治区瑶药材质量标准（第一卷）》。

眼镜王蛇

Yanjingwangshe

OPHIOPHAGUS

【来源】本品为眼镜蛇科动物眼镜王蛇 *Ophiophagus hannah* Cantor 的干燥体。

【炮制】**眼镜王蛇**　去头及鳞片，洗净，切片或切寸段；或酒润，切片或切寸段，干燥。

眼镜王蛇粉　去头及鳞片，洗净，干燥，粉碎成细粉。

【性状】**眼镜王蛇**　本品呈不规则的片或段状。切片者呈不规则条状或卷曲，表面浅褐色至黑褐色，切面黄白色至棕褐色，中部具白色脊骨。切段者表面浅褐色至黑褐色，有的具浅色横斑纹；腹部剖开边缘向内卷曲；切面扁筒状，黄白色或棕褐色，中部具白色脊骨。气腥，或微有酒香气，味微咸。

眼镜王蛇粉　本品为淡黄色至浅黄棕色的粉末。气腥，味微咸。

【鉴别】（1）本品粉末淡黄色或灰白色。横纹肌纤维淡黄色或无色，细密横纹平直或微波状。骨碎片灰白色或淡黄色，呈不规则块状，骨陷窝长梭形或类圆形，骨小管较密。鳞片碎片淡黄色，表面观呈类圆形或类多角形隆起，直径 12 ～ 26μm。表皮淡黄色，表面可见棕黑色色素颗粒，常连成不规则线状、分支状、网状或聚集成团。

（2）取本品粉末 0.2g，加水 10ml，60℃水浴加热 2 小时，滤过，滤液作为供试品溶液。另取眼镜王蛇对照药材 0.2g，同法制成对照药材溶液。照薄层色谱法（《中国药典》2020 年版通则 0502）试验，吸取上述两种溶液各 5 ～ 10μl，分别点于同一硅胶 G 板上，以正丁醇 - 冰醋酸 - 水（3：1：1）为展开剂，展开，取出，晾干，喷以 2% 茚三酮乙醇溶液，热风吹干。供试品色谱中，在与对照药材色谱相应的位置上，显相同颜色的斑点。

（3）**眼镜王蛇粉**　聚合酶链式反应。

模板 DNA 提取　取本品粉末约 30mg，置 1.5ml 离心管中。加 200μl 缓冲液 GA，振荡至彻底悬浮，加入 20μl 蛋白酶 K 溶液，在 56℃放置直至组织溶解（约 3 小时）；简短离心以去除管盖内壁的水珠，加入 200μl 缓冲液 GB，充分颠倒均匀，70℃放置 10 分钟，溶液应变清亮，简短离心以去除管盖内壁的水珠；加入 200μl 无水乙醇，充分振荡均匀 15 秒，此时可能会出现絮状沉淀，简短离心以去除管盖内壁的水珠。将上一步所得溶液和絮状沉淀都加入一个吸附柱 CB3 中（吸附柱放入收集管中），离心（转速为每分钟 12000 转）30 秒，倒掉废液，将吸附柱 CB3 放回收集管中；向吸附柱 CB3 中加入 500μl 缓冲液 GD（使用前请先检查是否已加入无水乙醇），离心（转速为每分钟 12000 转）30 秒，倒掉废液；将吸附柱 CB3 放入收集管中，向吸附柱 CB3 中加入 600μl 漂洗液 PW（使用前请先检查是否已加入无水乙醇），离心（转速为每分钟 12000 转）30 秒，倒掉废液将吸附柱 CB3 放入收集管中。

重复上一步操作。将吸附柱 CB3 放回收集管中，离心（转速为每分钟 12000 转）2 分钟，倒掉废液；将吸附柱 CB3 置于室温放置数分钟，以彻底晾干吸附材料中残余的漂洗液；将吸附柱 CB3 转入一个干净的离心管中，向吸附柱的中间部位悬空滴加 100μl 洗脱缓冲液 TE，室温放置 2 ～ 5 分钟，离心（转速为每分钟 12000 转）2 分钟，将溶液收集到离心管，混匀，作为供试品溶液，置 –20℃ 保存备用。

另取眼镜王蛇对照药材 30mg，同法制成对照药材模板 DNA 溶液（或按各血液 / 细胞 / 组织基因组 DNA 提取试剂盒方法提取）

PCR 反应　鉴别引物：5′ TACATTTTCTAATCCAGAAAAGCCTA3′ 和 5′ CCCTGCTTTCGA-GAAGATAAGATA3′。PCR 反应体系：反应总体积为 20μl，反应体系包括 2×DNA 聚合酶 Mix 预混液 10μl，上下游引物（10μmol/L）各 0.5μl，模板 DNA1μl，无菌水 8μl 补足。另取等体积无菌水代替模板 DNA，作为空白对照。将离心管置 PCR 仪，95℃ 预变性 10 分钟，循环反应 30 次（95℃ 变性 30 秒，58℃ 退火 30 秒，72℃ 延伸 30 秒），72℃ 延伸 10 分钟。

电泳检测　照琼脂糖凝胶电泳法（《中国药典》2020 年版通则 0541），胶浓度 2%，胶中加入核酸凝胶染色剂 GelRed，供试品与对照药材 PCR 反应液的上样量分别为 3μl，DNA 分子量标记上样量为 2.5μl（0.5μg/μl），电泳结束后，取凝胶片在凝胶成像仪上进行检视。供试品凝胶电泳图中，在与对照药材凝胶电泳图谱相应的位置上，在约 200bp 处应有单一的 DNA 条带，空白对照无条带。

【检查】水分　不得过 12.0%（《中国药典》2020 年版通则 0832 第二法）。

总灰分　不得过 33.0%（《中国药典》2020 年版通则 2302）。

酸不溶性灰分　不得过 1.0%（《中国药典》2020 年版通则 2302）。

【浸出物】照醇溶性浸出物测定法（《中国药典》2020 年版通则 2201）项下的热浸法测定，用稀乙醇作溶剂，不得少于 13.0%。

【性味与归经】甘、咸，温；有毒。归肝、肾经。

【功能与主治】祛风通络，止痛，强筋骨。用于痹证，中风所致半身不遂，腰腿疼痛，肢体麻木。

【用法与用量】3 ～ 8g。入丸散、研末冲服或浸酒。

【注意】对本品过敏及有出血倾向者慎用；孕妇禁用。

【贮藏】置干燥处，防霉，防蛀。

【药材标准】广西壮族自治区药品监督管理局少数民族及地方习用药材质量标准 DYB45-GXMYC-0004-2021。

眼镜蛇

Yanjingshe

NAJA NAJA

【来源】本品为眼镜蛇科动物眼镜蛇 *Naja naja*（Linaeus）除去内脏的全体。

【炮制】**眼镜蛇**　去头及鳞片，洗净，切片或切寸段；或酒润，切片或切寸段，干燥。

鲜眼镜蛇　取活蛇杀死，去头、内脏及鳞片，洗净，切长段。

眼镜蛇粉　去头及鳞片，洗净，干燥，粉碎成细粉。

【性状】**眼镜蛇**　本品呈不规则的片或段状。切片者呈不规则条状或卷曲，表面浅褐色至黑褐色，切面黄白色至棕褐色，中部具白色脊骨。切段者背部浅褐色至黑褐色，有的具黄白色不规则花纹；腹部剖开边缘向内卷曲；切面扁筒状，黄白色或棕褐色，中部具白色脊骨。气腥，或微有酒香气，味微咸。

鲜眼镜蛇　本品呈长段状，长5～10cm。表面浅褐色至黑褐色，有的具类白色不规则花纹，偶见单圈或双圈眼镜状斑纹，斑纹有时不完整，腹部剖开边缘向内卷曲。尾条长圆锥形，尾下鳞双列。切面和腹腔肉色。气微腥，味淡。

眼镜蛇粉　本品为淡黄色至浅黄棕色的粉末。气腥，味微咸。

【鉴别】（1）本品粉末黄白色或浅黄褐色。横纹肌纤维碎块淡黄色或无色，细密横纹平直或微波状。骨碎片不规则块状，类白色，骨小管孔窝较细密，偶见骨陷窝裂缝状或类圆形。表皮类白色，可见棕色或棕黑色色素颗粒，常连成网状、分支状或聚集成团。

（2）**聚合酶链式反应**　**眼镜蛇粉**

模板DNA提取　取本品约30mg，置1.5ml离心管中，加200μl缓冲液GA，振荡至彻底悬浮，加入20μl蛋白酶K溶液，在56℃放置直至组织溶解（约3小时）；简短离心以去除管盖内壁的水珠，加入200μl缓冲液GB，充分颠倒均匀，70℃放置10分钟，溶液应变清亮，简短离心以去除管盖内壁的水珠；加入200μl无水乙醇，充分振荡均匀15秒，此时可能会出现絮状沉淀，简短离心以去除管盖内壁的水珠。将上一步所得溶液和絮状沉淀都加入一个吸附柱CB3中（吸附柱放入收集管中），离心（转速为每分钟12000转）30秒，倒掉废液，将吸附柱CB3放回收集管中；向吸附柱CB3中加入500μl缓冲液GD（使用前请先加入无水乙醇），离心（转速为每分钟12000转）30秒，倒掉废液；将吸附柱CB3放入收集管中。向吸附柱CB3中加入600μl漂洗液PW（使用前请先加入无水乙醇），离心（转速为每分钟12000转）30秒，倒掉废液将吸附柱CB3放入收集管中。重复上一步操作。将吸附柱CB3放回收集管中，离心（转速为每分钟12000转）2分钟，倒掉废液；将吸附柱CB3置于室温放置数分钟，以彻底晾干吸附材料中残余的漂洗液；将吸附柱CB3转入一个干净的离心管中，向吸附柱的中间部位悬空滴加 100μl 洗脱缓冲液 TE，室温放置 2～5 分钟，离心（转速为每分钟 12000 转）2 分钟，将溶液收集到离心管，混匀，作为供试品溶液，置 -20℃ 保存备用。

另取眼镜蛇对照药材 30mg，同法制成对照药材模板 DNA 溶液（或按各血液/细胞/组织基因组 DNA 提取试剂盒方法提取）。

PCR 反应 鉴别引物 1：5′ AAGAAGTTTGACTACCAGGGAGAG3′ 和 5′ GTGCCGAGGGG-GTTATTA3′。PCR 反应体系：反应总体积为 20μl，反应体系包括 2×DNA 聚合酶 Mix 预混液 10μl，上下游引物（10μmol/L）各 0.5μl，模板 DNA1μl，无菌水 8μl 补足。另取等体积无菌水代替模板 DNA，作为空白对照。将离心管置 PCR 仪，95℃ 预变性 10 分钟，循环反应 35 次（95℃ 变性 30 秒，56℃ 退火 30 秒，72℃ 延伸 30 秒），72℃ 延伸 10 分钟。

鉴别引物 2：5′ TGAAACTATGAATACTCAGATGGAATT3′ 和 5′ GCCGTAAAAAACCCCT-ACC3′，退火温度为 58℃，其余条件相同。

电泳检测 照琼脂糖凝胶电泳法（《中国药典》2020 年版通则 0541），胶浓度为 2%，胶中加入核酸凝胶染色剂 GelRed，供试品与对照药材 PCR 反应液的上样量分别为 2～5μl，DNA 分子量标记上样量为 2.5μl（0.5μg/μl），电泳结束后，取凝胶片在凝胶成像仪上进行检视。供试品凝胶电泳图中，引物 1 在与对照药材凝胶电泳图谱相应的位置上，在约 300bp 处应有单一的 DNA 条带，空白对照无条带。引物 2 在 200～300bp 间不能检出条带。

【检查】水分 不得过 15.0%（《中国药典》2020 年版通则 0832 第二法）。

总灰分 不得过 26.0%（《中国药典》2020 年版通则 2302）。

挥发性盐基氮 鲜品取本品适量，搅拌捣碎，取 10g，精密称定，照氮测定法（《中国药典》2020 年版通则 0704 第二法）测定。每 100g 鲜品挥发性盐基氮不得过 15mg。

【浸出物】照醇溶性浸出物测定法（《中国药典》2020 年版通则 2201）项下的热浸法测定，用稀乙醇作溶剂，不得少于 14.0%。

【性味与归经】甘、咸，温；有毒。归肝、肾经。

【功能与主治】通经络，祛风湿，强筋骨。用于风湿关节痛，脚气。

【用法与用量】鲜品 20～50g，干品 3～9g。

【注意】血燥筋枯者及孕妇禁用。

【贮藏】鲜品 在 -18℃ 及以下保存。

干品 置干燥处，防霉，防蛀。

【药材标准】《广西壮族自治区少数民族及地方习用药材标准》DYB45-2023-0001。

注：眼镜蛇包括我国分布的舟山眼镜蛇 *Naja atra* Cantor 和孟加拉眼镜蛇 *Naja kaouthia* Lesson。

甜 茶

Tiancha

RUBI SUAVISSIMI FOLIUM

【来源】本品为蔷薇科植物甜叶悬钩子 *Rubus suavissimus* S. Lee 的干燥叶。

【炮制】除去杂质，净制，干燥。

【性状】本品多皱缩，黄绿色或浅黄棕色。完整叶展平后轮廓近圆形，长 5.2 ～ 11cm，宽 5 ～ 13cm，基部近心形或狭心形，掌状 5 ～ 7 深裂，裂片披针形或椭圆形，中央裂片较长，先端渐尖，边缘具重锯齿，基出脉通常 7 或 5 条，两面稍突起。叶柄长 2 ～ 5cm，上面有浅槽，下面具小刺 1 ～ 2 枚。气微，味甜。

【性味与归经】甘，平。归肝、肺、膀胱经。

【功能与主治】清热，润肺，祛痰，止咳。用于痰多咳嗽，或作甜味剂。

【用法与用量】10 ～ 20g。外用适量。

【贮藏】置干燥处。

【药材标准】《广西中药材标准（1990 年版）》《广西壮族自治区壮药质量标准（第二卷）》《广西壮族自治区瑶药材质量标准（第一卷）》。

假葡萄叶

Jiaputaoye

AMPELOPSIS FOLIUM

【来源】本品为葡萄科植物蛇葡萄 *Ampelopsis sinica*（Miq.）W. T. Wang 的干燥叶。

【炮制】净制，干燥；或切碎，干燥。

【性状】本品多皱缩卷曲、破碎，有的呈丝片状，完整者展平后呈宽卵形，长 5～12cm，宽 4～10cm。先端渐尖，基部浅心形，不分裂或不明显 3 浅裂，边缘有粗锯齿，上表面浅绿色，下表面灰绿色，两面均被短柔毛，基出脉通常 5 条，侧脉每边 4～5 条，上面微隆起，下面明显突起。叶柄长 2～7cm，有短柔毛。质脆。气微，味微辛。

【鉴别】叶主脉横切面：上下表皮细胞 1 列，表面有 1～8 个细胞的非腺毛。栅栏组织细胞 1 列，细圆柱形。海绵组织细胞排列疏松。主脉维管束近于成环，外韧型，木质部导管几个相连，韧皮部较薄，中柱鞘纤维束排列成不连续的环。薄壁细胞中含草酸钙簇晶，偶见针晶。薄壁组织中有黏液细胞散在。

（2）取本品粉末 2g，加甲醇 20ml，加热回流 30 分钟，滤过，滤液蒸干，残渣加甲醇 1ml 使溶解，作为供试品溶液。另取假葡萄叶对照药材 2g，同法制成对照药材溶液。照薄层色谱法（《中国药典》2020 年版通则 0502）试验，吸取上述两种溶液各 2μl，分别点于同一硅胶 G 薄层板上，以甲苯 – 三氯甲烷 – 甲醇（6：2：2）为展开剂，展开，取出，晾干，喷以 10% 磷钼酸溶液，105℃加热约 5 分钟。供试品色谱中，在与对照药材色谱相应的位置上，显相同颜色的斑点。

【性味】甘、苦，凉；有小毒。

【功能与主治】清热解毒，消肿止痛。用于慢性肾炎，小便不利，中耳炎，烧烫伤，跌打肿痛，痈疮肿毒，腮腺炎，疮疡，外伤出血。

【用法与用量】10～15g。外用适量。

【贮藏】置通风干燥处。

【药材标准】《广西中药材标准（第二册）》。

假 蒟

Jiaju

PIPERIS SARMENTOSI HERBA

【来源】本品为胡椒科植物假蒟 *Piper sarmentosum* Roxb. 的干燥地上部分。

【炮制】除去杂质，切段，干燥。

【性状】本品为长短不一的段。茎呈圆柱形，表面有细纵棱，有的节上有不定根。叶多皱缩，上面棕绿色，下面灰绿色，有细腺点，基部浅心形，叶脉于叶背突出，脉上有极细小的粉状短柔毛，叶柄长 2～5cm；偶见穗状花序。气香，味辛辣。

【鉴别】粉末灰绿色。油细胞类圆形，内含油滴，直径 23～38μm。非腺毛由 1～2 个细胞组成，长 42～87μm。纤维束多见，直径 10～21μm。

【检查】水分　不得过 13.0%（《中国药典》2020 年版通则 0832 第二法）。

总灰分　不得过 17.0%（《中国药典》2020 年版通则 2302）。

酸不溶性灰分　不得过 3.7%（《中国药典》2020 年版通则 2302）。

【浸出物】照水溶性浸出物测定法（《中国药典》2020 年版通则 2201）项下的冷浸法测定，取浸出液离心 10 分钟（转速为每分钟 5000 转），依法测定，浸出物不得少于 15.0%。

【性味与归经】辛，温。归肺、脾经。

【功能与主治】温中散寒，祛风利湿，消肿止痛。用于胃腹寒痛，风寒咳嗽，水肿，痢疾，牙痛，风湿骨痛，跌打损伤。

【用法与用量】15～30g。外用适量。

【贮藏】置阴凉干燥处。

【药材标准】《广西中药材标准（1990 年版）》《广西壮族自治区壮药质量标准（第二卷）》《广西壮族自治区瑶药材质量标准（第二卷）》。

猪肚木皮

Zhudumupi

ILICIS GODAJAMIS CORTEX

【来源】本品为冬青科植物米碎木 *Ilex godajam*（Colebr.）Wall. 的干燥树皮。

【炮制】除去杂质，洗润，切段，干燥。

【性状】本品呈弯曲的条状，长短不一，厚 1 ～ 3cm。外表面灰褐色或棕褐色，粗糙，具灰白色点状花斑和地衣斑；内表面暗褐色，略平坦或槽状，具细小的纵向花纹。质硬而脆，断面呈灰棕色或黄棕色，粗颗粒性。气微，味微苦。

【鉴别】（1）本品粉末为棕褐色，具众多的石细胞，大多成群或单个散在，呈长圆形、类方形或类纺锤形，直径 60 ～ 280μm，多数壁较厚，胞腔小，孔沟明显。草酸钙方晶易见，直径为 15 ～ 42μm。淀粉粒类圆形或圆三角形，直径 6 ～ 18μm，复粒由 2 ～ 4 分粒组成。

（2）取本品粗粉 1g，加甲醇 10ml，振摇 30 分钟，滤过，滤液蒸干，残渣加甲醇 1ml 使溶解，作为供试品溶液。另取猪肚木皮对照药材 1g，同法制成对照药材溶液。照薄层色谱法（《中国药典》2020 年版通则 0502）试验，吸取上述两种溶液各 5 ～ 10μl，分别点于同一硅胶 G 薄层板上，以三氯甲烷 – 甲醇（20：0.5）为展开剂，展开，取出，晾干，喷以 5% 磷钼酸乙醇溶液，在 105℃烘约 10 分钟。供试品色谱中，在与对照药材色谱相应的位置上，显相同颜色的斑点。

【性味】微苦，凉。

【功能与主治】清热解毒，消肿止痛。用于感冒，胃痛，跌打损伤。

【用法与用量】10 ～ 15g。外用适量。

【贮藏】置干燥处。

【药材标准】《广西中药材标准（第二册）》。

章　鱼

Zhangyu

OCTOPUS

【来源】本品为章鱼科真蛸 *Octopus vulgaris* Lamarck 的干燥体。

【炮制】除去杂质，净制，切段，干燥。

【性状】本品呈丝条状，表面黄褐色至褐色，头部碎片可见口及眼的残留痕迹，足部碎片可见吸盘多数，成行排列。有咸腥味。

【鉴别】（1）取本品粗粉 0.5g，加水适量，加热 15 分钟，放冷，滤过。取滤液 1ml，加茚三酮试液 3 滴，摇匀，加热煮沸数分钟，即显蓝紫色。

（2）取本品粉末 0.2g，加 70% 乙醇 5ml，回流 10 分钟，滤过，滤液作为供试品溶液。另取氨基乙磺酸对照品，加 70% 乙醇制成每 1ml 含 2mg 的溶液，作为对照品溶液。照薄层色谱法（《中国药典》2020 年版通则 0502）试验，吸取上述两种溶液各 1μl，分别点于同一硅胶 G 薄层板上，以正丙醇 – 水（7∶3）为展开剂，展开，取出，晾干，喷以茚三酮试液，在 105℃烘数分钟。供试品色谱中，在与对照品色谱相应的位置上，显相同颜色的斑点。

【性味】甘，平。

【功能与主治】益气养血，通经下乳。用于产妇乳汁不足。

【用法与用量】15 ～ 100g，煮食。

【注意】有荨麻疹史者不宜服。

【贮藏】置干燥处，防潮，防鼠咬，防蛀。

【药材标准】《广西中药材标准（第二册）》。

望江南子

Wangjiangnanzi

CASSIAE SEMEN

【来源】本品为豆科植物望江南 *Cassia occidentalis* L. 的干燥种子。

【炮制】除去杂质，净制，干燥。用时捣碎。

【性状】本品呈卵形而扁。一端稍尖，长径 3 ～ 4mm，短径 2 ～ 3mm，暗绿色，中央有淡褐色椭圆形斑点，微凹；有的四周有白色细网纹，但贮藏后渐脱落而平滑；顶端具斜生黑色条状的种脐。质地坚硬。气香，有豆腥味，富黏液。

【性味】甘、苦，凉；有毒。

【功能与主治】清肝明目，健胃，通便，解毒。用于目赤肿痛，头晕头胀，消化不良，胃痛，腹痛，痢疾，便秘。

【用法与用量】6 ～ 9g，研末 1.5 ～ 3g。外用适量，研末调敷患处。

【贮藏】置阴凉干燥处，防蛀。

【药材标准】《广西中药材标准（1990 年版）》。

搜山虎

Soushanhu

ZANTHOXYLI AUSTROSINENES RADIX ET CAULIS

【来源】本品为芸香科植物岭南花椒 *Zanthoxylum austrosinense* Huang. 的干燥根及茎。

【炮制】除去杂质，净制，干燥；或洗润，切片或切段，干燥。

【性状】本品呈斜切片状或不规则片状和段状。外表面深黄棕色至深棕色，具细纵纹，可见近圆形或椭圆形的皮孔样横向突起。切面外皮皮部易与木部分离，皮部浅黄褐色，木部黄白色至淡黄色，可见同心性环纹。质坚硬。气微，味苦。

【鉴别】（1）本品粉末淡棕黄色。韧皮纤维多单个，呈长梭形，孔沟明显；纤维成束，周围薄壁细胞含草酸钙方晶形成晶纤维。草酸钙方晶大量散在，成行或成片存在于薄壁细胞中。具缘纹孔导管多见。

（2）取本品粉末 1g，加乙醇 20ml，超声处理 30 分钟，滤过，滤液蒸干，残渣加甲醇 1ml 使溶解，作为供试品溶液。另取搜山虎对照药材 1g，同法制成对照药材溶液。照薄层色谱法（《中国药典》2020 年版通则 0502）试验，吸取上述两种溶液各 10 ～ 15μl，分别点于同一硅胶 G 薄层板上，以二甲苯 – 乙酸乙酯（15∶1）为展开剂，展开，取出，晾干，置紫外光灯（365nm）下检视。供试品色谱中，在与对照药材色谱相应的位置上，显 2 个相同颜色的荧光主斑点。

【检查】水分　不得过 13.0%（《中国药典》2020 年版通则 0832 第二法）。

总灰分　不得过 5.0%（《中国药典》2020 年版通则 2302）。

酸不溶性灰分　不得过 1.0%（《中国药典》2020 年版通则 2302）。

【浸出物】照醇溶性浸出物测定法（《中国药典》2020 年版通则 2201）项下的热浸法测定，用 65% 乙醇作溶剂，不得少于 3.0%。

【性味与归经】辛，温；有小毒。归肺、胃、肝经。

【功能与主治】祛风解表，行气活血，消肿止痛。用于风寒感冒，风湿痹痛，气滞胃痛，龋齿痛，跌打肿痛，骨折，毒蛇咬伤。

【用法与用量】3 ～ 10g，或浸酒。外用适量，浸酒搽，或研末酒调敷患处。

【贮藏】置干燥处。

【药材标准】《广西壮族自治区瑶药材质量标准（第二卷）》。

蛞　蝓

Kuoyu

VAGINULUS

【来源】本品为足襞蛞蝓科动物覆套足襞蛞蝓 *Vaginulus alte*（Ferussac）的干燥全体。

【炮制】除去杂质，净制，干燥。

【性状】本品呈长梭形、扁纺锤形或弯月形。头、尾部近等宽，长 3～6cm，宽 1～1.8cm。有的个体扁皱或鼓起，背面常隆起，黑褐色略显光泽；两侧体缘线呈微波状。腹面棕黑色，腹肌带占体宽的三分之一，具细的横皱纹。头部口腔处有的可见两对一大一小的微凸。质脆，断面胶质状。气腥，味咸。

【鉴别】取本品粉末 0.5g，加甲醇 10ml，加热回流 30 分钟，滤过，滤液作为供试品溶液。另取蛞蝓对照药材 0.5g，同法制成对照药材溶液。再取亮氨酸、缬氨酸、丙氨酸和精氨酸对照品，加 70% 甲醇制成每 1ml 各含 1mg 的溶液，作为对照品溶液。照薄层色谱法（《中国药典》2020 年版通则 0502）试验，吸取上述六种溶液各 2μl，分别点于同一硅胶 G 薄层板上，以正丁醇 – 冰醋酸 – 水（8：1：2）为展开剂，展开，取出，晾干，喷以茚三酮试液，在 105℃加热至斑点显色清晰。供试品色谱中，在与对照药材色谱及对照品色谱相应的位置上，显相同颜色的斑点。

【检查】水分　不得过 15.0%（《中国药典》2020 年版通则 0832 第二法）。

总灰分　不得过 13.0%（《中国药典》2020 年版通则 2302）。

酸不溶性灰分　不得过 3.0%（《中国药典》2020 年通则 2302）。

【浸出物】照醇溶性浸出物测定法（《中国药典》2020 年版通则 2201）项下的热浸法测定，用 50% 乙醇作溶剂，不得少于 26.0%。

【性味与归经】咸，寒。归肺、肝、大肠经。

【功能与主治】祛风定惊，清热解毒，消肿止痛。用于中风㖞僻，筋脉拘挛，惊痫，喘息，咽肿，喉痹，痈肿，丹毒，痰核，痔疮肿痛，脱肛。

【用法与用量】5～12g。外用适量。

【注意】小儿体弱多泄者不宜用。

【贮藏】置干燥处，防蛀。

【药材标准】《广西壮族自治区壮药质量标准（第二卷）》。

黑血藤

Heixueteng

MUCUNAE MACROCARPAE CAULIS

【来源】本品为豆科植物大果油麻藤 *Mucuna macrocarpa* Wall. 的干燥藤茎。

【炮制】除去杂质，净制，干燥；或洗润，切片，干燥。

【性状】本品呈椭圆形或不规则的片。表面灰白色至棕色，有纵纹及细密的横纹，栓皮脱落处棕黑色。质硬，不易折断。横切面棕黑色，皮部窄；韧皮部有棕灰色至棕黑色的树脂状分泌物与木质部相间排列，呈 3 ～ 7 个同心环；木部灰黄色至灰棕色，密布细孔状导管。髓部小，棕黄色。气微，味淡、微涩。

【鉴别】（1）粉末呈深棕色。棕色块散在，形状、大小及颜色深浅不一。具缘纹孔导管，直径 30 ～ 100μm。纤维成束，纤维束周围薄壁细胞可见草酸钙方晶，形成晶鞘纤维。石细胞多见，呈长方形、类圆形或不规则形状，常多个聚集成群，沟纹明显，直径 36 ～ 82μm。草酸钙方晶直径 14 ～ 32μm。

（2）取本品粉末 0.2g，加甲醇 20ml，加热回流 1 小时，滤过，滤液蒸干，残渣加甲醇 1ml 使溶解，作为供试品溶液。另取黑血藤对照药材 0.2g，同法制成对照药材溶液。照薄层色谱法（《中国药典》2020 年版通则 0502）试验，吸取上述两种溶液各 1 ～ 3μl，分别点于同一硅胶 G 薄层板上，以石油醚 – 乙酸乙酯（5：1）为展开剂，展开，取出，晾干，喷以 10% 硫酸乙醇溶液，在 105℃加热至斑点显色清晰，置紫外光灯（365nm）下检视。供试品色谱中，在与对照药材色谱相应的位置上，显相同颜色的荧光主斑点。

【检查】水分　不得过 15.0%（《中国药典》2020 年版通则 0832 第二法）。

总灰分　不得过 7.0%（《中国药典》2020 年版通则 2302）。

酸不溶性灰分　不得过 1.0%（《中国药典》2020 年版通则 2302）。

【浸出物】照浸出物测定法（《中国药典》2020 年版通则 2201）项下的冷浸法测定，用乙醇作为溶剂，不得少于 4.0%。

【性味与归经】苦、涩，凉。归肝、肾经。

【功能与主治】祛风除湿，舒筋活络，清肺止咳，调经补血，止痛。用于腰膝酸痛，风湿痹痛，肺热咳嗽、咯血，产后血虚贫血、头晕，月经不调，坐骨神经痛，头痛。

【用法与用量】15 ～ 50g。外用适量。

【贮藏】置通风干燥处，防蛀。

【药材标准】《广西壮族自治区瑶药材质量标准（第一卷）》。

黑吹风

Heichuifeng

ILLIGERAE AROMATICAE CAULIS

【来源】本品为莲叶桐科植物香青藤 *Illigera aromatica* S. Z. Huang et. S. L. Mo 的干燥藤茎。

【炮制】除去杂质，洗润，切片，干燥。

【性状】本品呈类圆形或不规则形片状。表面有厚的木栓层，棕褐色、黑褐色或灰棕色，具粗纵皱纹或龟裂纹。切面纤维性强，呈浅棕褐色，有放射状花纹；木部具多数小孔；髓部明显。气香，味辛凉。

【鉴别】取本品粗粉 1g，加甲醇 10ml，振摇 30 分钟，滤过，滤液蒸干，残渣加甲醇 1ml 使溶解，作为供试品溶液。另取黑吹风对照药材 1g，同法制成对照药材溶液。照薄层色谱法（《中国药典》2020 年版通则 0502）试验，吸取上述两种溶液各 5～10μl，分别点于同一硅胶 G 薄层板上，以三氯甲烷 – 甲醇（20：0.5）为展开剂，展开，取出，晾干，喷以 5% 磷钼酸乙醇溶液，在 105℃加热至斑点显色清晰。供试品色谱中，在与对照药材色谱相应的位置上，显相同颜色的斑点。

【性味与归经】辛，温。归脾、肝经。

【功能与主治】祛风除湿，行气止痛，舒筋活络。用于风湿骨痛，关节炎，半边瘫痪，咳嗽痰多，消化不良，骨折，跌打损伤肿痛，肥大性脊椎炎。

【用法与用量】10～60g。

【贮藏】置干燥处。

【药材标准】《广西中药材标准（第二册）》《广西壮族自治区壮药质量标准（第一卷）》。

黑蚂蚁

Heimayi

POLYRHACHIS

【来源】本品为蚁科动物双齿多刺蚁 *Polyrhachis dives* Smith 干燥体。

【炮制】除去杂质，净制，干燥。

【性状】**双齿多刺蚁工蚁**　为哑铃状或长形团块，头足内收，长 5～7mm，宽约 2mm。全体黑色，被金黄色横卧短绒毛，头部略稀，胸腹部稠密。头部短宽，略呈圆四边形，前后端等宽，后缘直，无凹缺，颊稍隆起；上颚粗壮，咀嚼缘具 5 齿，端齿大而粗尖，基齿短钝；下颚须 6 节，基节约占其第 2 节长度的一半；下唇须 4 节，端节比其他各节略长；复眼大，卵圆形，唇基略呈横菱形，长约为宽的 2/3，鞭节丝状，棍棒部不明显。胸部较长，十分拱凸，略呈圆形，两侧垂直，前胸比中、后胸略宽，前胸两背刺各向前外侧且略向下弯；后胸两背刺近直立，略叉开，其端尖向外弯。足细长，各足径节下方散生数根小刺。腹柄结节高，前缘中央微突，后缘中央稍凸，侧角顶上有 2 枚弯向腹部的宽粗长刺，刺基间中央有 2 枚短钝齿。柄后腹短而宽，近卵形，外露 5 节，基节覆盖其总长的一半左右，气微腥，味咸。

双齿多刺蚁雌蚁　少见，体长约 10mm。头、胸、腹特别大，头顶有单眼 3 枚；触角 13 节，头部后缘略宽于前缘，上颚咀嚼缘有 4 齿，端齿粗大。中胸发达粗壮，背面平整，胸背刺较工蚁短而小，后胸背刺短钝。腿节、胫节、跗节均较工蚁长而大。前翅有 1 缘室，2 肘室，第 2 肘室达翅外缘。

双齿多刺蚁雄蚁　体长约 6mm。头较小，复眼大而凸出，约占头侧 1/3，单眼 3 枚，上颚咀嚼缘仅具 2 齿，触角 13 节。胸部发达，前胸背板上方略平，中胸背板上方隆起呈三角形，后胸前宽后狭。腹柄结节小，有翅。胸部和腹柄均无背刺。柄后腹呈长圆锥形。

【鉴别】取本品粗粉 0.2g，加 50% 乙醇 10ml，浸渍 20 分钟，滤过，滤液浓缩至约 5ml，加无水乙醇 30ml，搅匀，静置，滤过，滤液蒸干，残渣加无水乙醇 2ml 使溶解，作为供试品溶液。另取黑蚂蚁对照药材 0.2g，同法制成对照药材溶液。照薄层色谱法（《中国药典》2020 年版通则 0502）试验，吸取上述两种溶液各 5～10μl，分别点于同一硅胶 G 薄层板上，以正丁醇－醋酸－水（4：1：1）的上层溶液为展开剂，单向展开两次，取出，晾干，喷以茚三酮试液，在 105℃烘约 10 分钟。供试品色谱中，在与对照药材色谱相应的位置上，显相同颜色的斑点。

【性味与归经】咸，平。归肝、肾经。

【功能与主治】益气强身，活血通络，消肿解毒。用于风湿性关节炎，支气管炎，神经官能症，肝炎，失眠，胃痛，阳痿，疔毒肿痛。

【用法与用量】9 ～ 15g；或研末冲服，3 ～ 5g；或泡酒。

【贮藏】置阴凉干燥处，防霉，防蛀。

【药材标准】《广西中药材标准（第二册）》《广西壮族自治区壮药质量标准（第三卷）》。

番石榴叶

Fanshiliuye

PSIDII FOLIUM

【来源】本品为桃金娘科植物番石榴 *Psidium guajava* L. 的干燥叶及带叶嫩茎。

【炮制】除去杂质，净制，干燥；或切段，干燥。

【性状】本品呈不规则的片状。完整叶片呈矩圆状椭圆形至卵圆形，多皱缩卷曲或破碎，长 5～12cm，宽 3～5cm，先端圆或短尖，基部钝至圆形，边缘全缘；上表面淡棕褐色，无毛；下表面灰棕色，密被短柔毛；主脉和侧脉均隆起，侧脉在近叶缘处连成边脉。叶柄长 3～6mm。革质而脆，易折断。嫩茎扁四棱形，密被短柔毛。气清香，味涩、微甘苦。

【性味与归经】甘、涩，平。归大肠经。

【功能与主治】收敛止泻，消炎止血。用于久痢，泄泻，糖尿病，创伤出血，皮肤湿疹，瘙痒，热痱，牙痛。

【用法与用量】3～5g。外用适量，煎水洗患处。

【注意】热盛泄泻者忌用。

【贮藏】置阴凉干燥处。

【药材标准】《广西中药材标准（1990 年版）》《广西壮族自治区壮药质量标准（第二卷）》。

猴头菇

Houtougu

HERICII FRUCTIFICATIO

【来源】本品为齿菌科植物猴头菇 *Hericium erinaceus*（Bull. ex. Fr.）Pers. 的干燥子实体。

【炮制】**净猴头菇**　除去杂质，净制，干燥。

猴头菇片　取净猴头菇，稍润，切片，干燥。

【性状】**净猴头菇**　本品呈不规则块状，或有的一端近圆形，另一端狭条状。肉质，实心，大小不等。表面呈棕黄色或浅褐色，略显蜂窝状，断面乳白色。质轻而软。气香，味淡。

猴头菇片　本品呈类圆形片状、长条状或不规则片块状。切面乳白色至淡黄色。质轻而软。气香，味淡。

【性味】甘，平。

【功能与主治】助消化，利五脏。用于消化不良，胃溃疡，慢性胃炎，体虚无力，神经衰弱。

【用法与用量】30 ～ 60g。

【贮藏】置阴凉干燥处。

【药材标准】《广西中药材标准（第二册）》。

滑鼠蛇

Huashushe

PTYAS MUCOSUS

【来源】本品为游蛇科动物滑鼠蛇 *Ptyas mucosus* L. 的干燥体。

【炮制】**滑鼠蛇**　去头及鳞片，洗净，切片或切寸段；或酒润，切片或切寸段，干燥。

滑鼠蛇粉　去头及鳞片，洗净，干燥，粉碎成细粉。

【性状】**滑鼠蛇**　本品呈不规则的片或段状。切片者呈不规则条状或卷曲，表面类白色或银灰色，有的可见黑色细纹，切面黄白色至棕褐色，中部具白色脊骨。切段者表面类白色或银灰色，有的具不规则的黑色横纹；腹部剖开边缘向内卷曲；切面扁筒状，黄白色或棕褐色，中部具白色脊骨。气腥，或微有酒香气，味淡。

滑鼠蛇粉　本品为淡黄色至浅棕黄色的粉末；气腥，味淡。

【鉴别】（1）**滑鼠蛇粉**　横纹肌纤维灰黄色或无色，横纹细密，平直或微波状。骨碎片淡灰色，呈不规则块状，骨陷窝裂缝状或类圆形，骨小管细密。表皮淡黄色，可见棕色或棕黑色色素颗粒，常连成网状、分支状或聚集成团。

滑鼠蛇　鳞片碎片灰白色，表面观有类圆形或类多角形隆起，隆起直径 5～11μm。

（2）取本品粉末 0.5g，加乙酸乙酯 10ml，超声处理 30 分钟，滤过，滤液浓缩至 1ml，作为供试品溶液。另取滑鼠蛇对照药材 0.5g，同法制成对照药材溶液。照薄层色谱法（《中国药典》2020 年版通则 0502）试验，吸取供试品溶液 2～6μl，对照药材溶液 6μl，分别点于同一硅胶 G 薄层板上，以石油醚（60～90C）–乙酸乙酯（9∶1）为展开剂，展开，取出，晾干，喷以 10% 硫酸乙醇溶液，在 105℃加热至斑点显色清晰，置紫外光灯（365nm）下检视。供试品色谱中，在与对照药材色谱相应的位置上，显相同颜色的荧光斑点。

（3）**滑鼠蛇粉**　聚合酶链式反应。

模板 DNA 提取　取本品粉末约 30mg，置 1.5ml 离心管中，加 200μl 缓冲液 GA，振荡至彻底悬浮，加入 20μl 蛋白酶 K 溶液，在 56℃放置直至组织溶解（约 3 小时）；简短离心以去除管盖内壁的水珠，加入 200μl 缓冲液 GB，充分颠倒均匀，70℃放置 10 分钟，溶液应变清亮，简短离心以去除管盖内壁的水珠；加入 200μl 无水乙醇，充分振荡均匀 15 秒，此时可能会出现絮状沉淀，简短离心以去除管盖内壁的水珠；将上一步所得溶液和絮状沉淀都加入一个吸附柱 CB3 中（吸附柱放入收集管中），离心（转速为每分钟 12000 转）30 秒，倒掉废液，将吸附柱 CB3 放回收集管中；向吸附柱 CB3 中加入 500μl 缓冲液 GD（使用前请先加入无水乙醇），离心（转速为每分钟 12000 转）30 秒，倒掉废液；将吸附柱 CB3 放入收集管中，向吸附柱 CB3 中加入 600μl 漂洗液 PW（使用前请先加入无水乙醇），离心（转速为每分钟12000转）30秒，倒掉废液将吸附柱CB3放入收集管中。重复上一步操作。将吸附柱CB3放回收集管中，离心（转速为每分钟12000转）2分钟，倒掉废液；将吸附柱CB3置于室温放置数分钟，以彻底晾干吸附材料中残余的漂洗液；将吸附柱CB3转入一个干净的离心管中，向吸附柱的中间部位悬空滴加100μl洗脱缓冲液TE，室温放置2～5分钟，离心（转速为每分钟12000转）2分钟，将溶液收集到离心管，混匀，作为供试品溶液，置-20℃保存备用。

另取滑鼠蛇对照药材30mg，同法制成对照药材模板DNA溶液（或按各血液/细胞/组织基因组DNA提取试剂盒方法提取）。

PCR反应　鉴别引物：5′ AAAATTTCTCAACAGCTAATGCAA3′ 和5′ TTGTATGATTGG-GCGGAATCT3′。PCR反应体系：反应总体积为20μl，反应体系包括2×DNA聚合酶Mix预混液10μl，上下游引物（10μmol/L）各0.5μl，模板DNA 1μl，无菌水8μl补足。另取等体积无菌水代替模板DNA，作为空白对照。将离心管置PCR仪，95℃预变性10分钟，循环反应35次（95℃变性30秒，56℃退火30秒，72℃延伸30秒），72℃延伸10分钟。

电泳检测　照琼脂糖凝胶电泳法（《中国药典》2020年版通则0541），胶浓度为2%，胶中加入核酸凝胶染色剂GelRed，供试品与对照药材PCR反应液的上样量分别为2～5μl，DNA分子量标记上样量为2.5μl（0.5μg/μl）。电泳结束后，取凝胶片在凝胶成像仪上进行检视。供试品凝胶电泳图谱中，在与对照药材凝胶电泳图谱相应的位置上，在约200bp处应有单一的DNA条带，空白对照无条带。

【检查】水分　不得过15.0%（《中国药典》2020年版通则0832第二法）。

总灰分　不得过26.0%（《中国药典》2020年版通则2302）。

酸不溶性灰分　不得过1.5%（《中国药典》2020年版通则2302）。

【浸出物】照醇溶性浸出物测定法（《中国药典》2020年版通则2201）项下的热浸法测定，用稀乙醇作溶剂，不得少于16.0%。

【性味与归经】甘、咸，平。归肝、肾经。

【功能与主治】祛风止痛，舒筋通络。用于痹证，肢体麻木，腰腿酸痛，活动不利。

【用法与用量】3～9g。入丸散或浸酒。

【注意】对本品过敏者慎用或忌用。

【贮藏】置干燥处，防霉，防蛀。

【药材标准】广西壮族自治区药品监督管理局少数民族及地方习用药材质量标准DYB45-GXMYC-0001-2021。

蓝花柴胡

Lanhuachaihu

ISODONIS SERRAE HERBA

【来源】本品为唇形科植物溪黄草 *Isodon serra*（Maxim.）Kudo 的干燥地上部分。

【炮制】除去杂质，净制，切段，干燥。

【性状】本品为长短不一的段。茎呈钝 4 棱形，具 4 浅槽，直径 2～7mm，表面棕褐色或紫褐色，具纵棱线，节稍明显，有的密被微柔毛。质略硬，易折断，断面纤维性，中空。叶大多皱缩卷曲，基部楔形，边缘有粗锯齿，两面仅脉上被微柔毛，下面有白色小腺点，侧脉每边 4～5 条，棕绿或棕褐色，草质。气微，味苦。

【鉴别】（1）取本品粉末 1g，加水 20ml，煮沸约 20 分钟，滤过，取滤液 5ml，加等量石油醚（60～90℃）振摇，分取水液 1ml，加三氯化铁试液 1 滴，显红紫色。

（2）取本品粗粉 2g，加无水乙醇 10ml，振摇 20 分钟，滤过，滤液蒸干，残渣加甲醇 1ml 使溶解，作为供试品溶液。另取蓝花柴胡对照药材 2g，同法制成对照药材溶液。照薄层色谱法（《中国药典》2020 年版通则 0502）试验，吸取上述两种溶液各 5～10μl，分别点于同一硅胶 G 薄层板上，以三氯甲烷 – 甲醇（95∶5）为展开剂，展开，取出，晾干，喷以 10% 磷钼酸乙醇溶液，在 105℃加热至斑点显色清晰。供试品色谱中，在与对照药材色谱相应的位置上，显相同颜色的斑点。

【性味与归经】苦，寒。归肝、胆、肺经。

【功能与主治】清热解毒，除湿消肿。用于急慢性肝炎，肝肿大，阑尾炎，胆囊炎，跌打肿痛，刀伤出血，毒蛇咬伤，口腔溃疡，脓疱疮，湿疹，皮肤瘙痒。

【用法与用量】15～30g。外用适量。

【贮藏】置干燥处。

【药材标准】《广西中药材标准（第二册）》《广西壮族自治区壮药质量标准（第一卷）》《广西壮族自治区瑶药材质量标准（第一卷）》。

蒲 黄

Puhuang

TYPHAE POLLEN

【来源】本品为香蒲科植物水烛香蒲 *Typha angustifolia* L.、东方香蒲 *Typha orientalis* Presl 或同属植物的干燥花粉。

【炮制】**炒蒲黄**　取净蒲黄，照清炒法（《中国药典》2020年版通则0213），用文火炒至表面深黄色时，取出，放凉。

焦蒲黄　取净蒲黄，照清炒法（《中国药典》2020年版通则0213），用文火炒至深棕色，取出，放凉。

【性状】**炒蒲黄**　本品为深黄色至黄褐色粉末。体轻，放水中则漂浮于水面。手捻有滑腻感，易附着在手指上。气微，味淡。

焦蒲黄　形同炒蒲黄，为棕黄色至棕褐色粉末，有焦香气味。

【鉴别】**炒蒲黄**（1）粉末深黄色至黄褐色。花粉粒类圆形或椭圆形，直径17～29μm，表面有网状雕纹，周边轮廓线光滑，呈波状或齿轮状，具单孔，不甚明显。

（2）取炒蒲黄粉末2g，加80%乙醇50ml，冷浸24小时，滤过，滤液蒸干，残渣加水5ml使溶解，滤过，滤液加水饱和的正丁醇振摇提取2次，每次5ml，合并提取液，蒸干，残渣加乙醇2ml使溶解，作为供试品溶液。另取异鼠李素–3–*O*–新橙皮苷对照品、香蒲新苷对照品，加乙醇制成每1ml各含1mg的溶液，作为对照品溶液。照薄层色谱法（《中国药典》2020年版通则0502）试验，吸取供试品溶液5～10μl、对照品溶液各5μl，分别点于同一聚酰胺薄膜上，以丙酮–水（1：2）为展开剂，展开，取出，晾干，喷以三氯化铝试液，置紫外光灯（365nm）下检视。供试品色谱中，在与对照品色谱相应的位置上，显相同颜色的荧光斑点。

【检查】**水分**　炒蒲黄　不得过11.0%（《中国药典》2020年版通则0832第二法）。

总灰分　炒蒲黄　不得过10.0%（《中国药典》2020年版通则2302）。

酸不溶性灰分　炒蒲黄　不得过4.0%（《中国药典》2020年版通则2302）。

【浸出物】**炒蒲黄**　照醇溶性浸出物测定法（《中国药典》2020年版通则2201）项下的热浸法测定，用乙醇作溶剂，不得少于11.0%。

【性味与归经】甘，平。归肝、心包经。

【功能与主治】止血，化瘀，通淋。用于吐血，衄血，咯血，崩漏，外伤出血，经闭痛经，脘腹刺痛，跌扑肿痛，血淋涩痛。

【炮制目的】本品炒焦后性涩，可增强止血的作用。

【**用法与用量**】5 ～ 9g，包煎。外用适量，敷患处。

【**处方应付**】写炒蒲黄付炒蒲黄，写焦蒲黄付焦蒲黄。

【**注意**】孕妇慎用。

【**贮藏**】置通风干燥处，防潮，防蛀。

【**备注**】本品为花粉类药物，体轻，细小，炒时火力不宜过大，炒炭出锅后，防止复燃。

【**药材标准**】《中国药典》2020 年版一部。

蒲葵子

Pukuizi

LIVISTONAE FRUCTUS

【来源】本品为棕榈科植物蒲葵 *Livistona chinensis* R. Br. 的干燥成熟果实。

【炮制】除去杂质，净制，干燥，用时打碎。

【性状】本品呈椭圆形，长 18 ～ 22mm，直径 11 ～ 15mm。表面黑褐色，有细皱纹，有的有深褐色类圆形小斑点。果皮厚约 1mm，里面灰白色，光滑。种子长圆形，长约 15mm，直径约 10mm，种皮棕褐色，外有一层灰白色种衣。质坚硬，不易破碎，断面可见棕褐色种皮与白色胚乳相间的花纹。气微，味涩。

【鉴别】（1）取本品粉末 2g，加水 20ml，振摇 10 分钟，滤过，取滤液 1ml，加 5% α-萘酚乙醇溶液 2 ～ 3 滴，摇匀，沿试管壁缓缓加入硫酸 0.5ml，两液交界处即显红色环。

（2）取本品粉末 2g，加乙醇 20ml，振摇 10 分钟，滤过，滤液挥干，加水 10ml 使溶解，用乙醚振摇提 3 次，每次 10ml，合并乙醚液，挥干，残渣用无水乙醇 2ml 使溶解，作为供试品溶液。另取蒲葵子对照药材，同法制成对照药材溶液。照薄层色谱法（《中国药典》2020 年版通则 0502）试验，吸取上述两种溶液各 5 ～ 10μl，分别点于同一硅胶 G 薄层板上，以三氯甲烷 - 丙酮 - 甲醇 - 醋酸（7：2：1.5：0.5）为展开剂，展开，取出，凉干，喷以 2% 三氯化铁 -1% 铁氰化钾溶液（1：1）混合液（临用新配）。供试品色谱中，在与对照药材色谱相应的位置上，显相同颜色的斑点。

【性味】甘、涩，平。

【功能与主治】抗癌。用于食管癌，绒毛膜上皮癌，恶性葡萄胎，白血病。

【用法与用量】10 ～ 60g。

【贮藏】置干燥处，防蛀。

【药材标准】《广西中药材标准（第二册）》。

蒸百部

Zhengbaibu

STEMONAE RADIX

【来源】本品为百部科植物直立百部 *Stemona sessilifolia*（Miq.）Miq.、蔓生百部 *Stemona japonica*（Bl.）Miq. 或对叶百部 *Stemona tuberosa* Lour. 的干燥块根。

【炮制】除去杂质，洗净，润透，切厚片，照蒸法（《中国药典》2020年版通则0213）蒸透后，取出，干燥。

【性状】本品呈不规则厚片或不规则条形斜片。表面黄棕色至棕褐色，有深纵皱纹。切面淡黄棕色、棕黄色或棕褐色，角质样。皮部较厚，中柱扁缩。质韧软。气微，味甘、苦。

【鉴别】取本品粉末5g，加70%乙醇50ml，加热回流1小时，滤过，滤液蒸去乙醇，残渣加浓氨试液调节pH值至10～11，再加三氯甲烷5ml振摇提取，分取三氯甲烷层，蒸干，残渣加1%盐酸溶液5ml使溶解，滤过。滤液分为两份：一份滴加碘化铋钾试液，生成橙红色沉淀；另一份滴加硅钨酸试液，生成乳白色沉淀。

【检查】水分　不得过13.0%（《中国药典》2020年版通则0832第二法）。

【浸出物】照水溶性浸出物测定法（《中国药典》2020年版通则2201）项下的热浸法测定，不得少于50.0%。

【性味与归经】甘、苦，微温。归肺经。

【功能与主治】润肺下气止咳，杀虫灭虱。用于新久咳嗽，肺痨咳嗽，顿咳；外治头虱，体虱，蛲虫病，阴痒。

【用法与用量】3～9g。外用适量，水煎或酒浸。

【贮藏】置通风干燥处，防潮。

【药材标准】《中国药典》2020年版一部。

碎骨木

Suigumu

SCHOEPFIAE HERBA

【来源】本品为铁青树科植物华南青皮木 *Schoepfia chinensis* Gardn. et Champ. 或青皮木 *Schoepfia jasminodora* Sieb. et Zucc. 的干燥全株。

【炮制】净制，切段或切片，干燥。

【性状】本品为椭圆形、不规则形的片或段，直径1～5cm。茎段外表皮浅褐色或灰褐色，具点状突起的皮孔，皮孔直径1～3mm。质硬。切面灰白色或浅灰黄色，皮薄，或可见浅色的环；髓部灰色或灰褐色。根段外表面灰黄色，稍光滑，无髓。叶偶见，破碎，无毛。气微，味淡。

【性味】甘、淡，凉。

【功能与主治】清热利湿，消肿止痛。用于急性黄疸型肝炎，风湿痹痛，跌打损伤，骨折。

【用法与用量】15～30g。外用适量。

【贮藏】置通风干燥处。

【药材标准】《广西中药材标准（第二册）》。

路边青

Lubianqing

CLERODENDRI CYRTOPHYLLI HERBA

【来源】本品为马鞭草科植物大青 *Clerodendrum cyrtophyllum* Turcz. 的干燥全株。

【炮制】除去杂质，切片或切段，干燥。

【性状】本品呈不规则的片或段。根表面土黄色，可见不规则纵纹。茎圆柱形或带方形，常有分枝，直径 5 ～ 15mm，老茎灰绿色至灰褐色，嫩枝黄绿色，有突起的点状皮孔；茎质硬而脆，断面纤维性，中央为白色的髓。单叶对生，叶片多破碎或皱缩，完整者展开呈椭圆形或长卵圆形，上表面黄绿色至棕黄色，下表面色稍浅，顶端渐尖或急尖，基部圆形或宽楔形，全缘，下表面有小腺点，叶脉上面平坦，下面明显隆起。有的可见伞房状聚伞花序。果实类球形，由宿萼包被。气微，味微苦。

【性味】苦，寒。

【功能与主治】清热解毒，凉血，利湿。用于感冒高热，头痛，热痢，痄腮，喉痹，丹毒，黄疸。

【用法与用量】9 ～ 15g。

【贮藏】置干燥处。

【药材标准】《广西中药材标准（1990 年版）》《广西壮族自治区壮药质量标准（第二卷）》。

路边菊

Lubianju

KALIMERIS INDICAE HERBA

【来源】本品为菊科植物马兰 *Kalimeris indica*（Linn.）Sch. –Bip. 的干燥全草。

【炮制】除去杂质，净制，切段，干燥。

【性状】本品呈切碎的段状。茎呈类圆柱状，光滑无毛，直径 1 ～ 3mm；表面灰绿色或紫褐色，体轻、质韧，断面有髓。叶皱缩卷曲，多破碎，完整者展开后呈倒卵形、椭圆形至披针形，长 7 ～ 10cm，宽 1.5 ～ 2.5cm，先端尖、渐尖或钝，基部渐窄下延，边缘羽状浅裂或有极疏粗齿，近顶端叶渐小且全缘。头状花序，边花舌状，一层，多皱缩，被密毛。气微，味淡。

【鉴别】取本品粉末 1g，加石油醚（30 ～ 60℃）20ml，超声处理 10 分钟，弃去石油醚，药渣挥干，加稀盐酸 1ml 与乙酸乙酯 50ml，超声处理 30 分钟，滤过，滤液蒸干，残渣加甲醇 2ml 使溶解，作为供试品溶液。另取路边菊对照药材 1g，同法制成对照药材溶液。再取 3,5-O- 二咖啡酰奎宁酸对照品，加甲醇制成每 1ml 含 0.5mg 的溶液，作为对照品溶液。照薄层色谱法（《中国药典》2020 年版通则 0502）试验，吸取上述三种溶液各 1 ～ 3μl，分别点于同一聚酰胺薄膜上，以甲苯 – 乙酸乙酯 – 甲酸 – 冰醋酸 – 水（1∶15∶1∶1∶2）的上层溶液为展开剂，展开，取出，晾干，置紫外光灯（365nm）下检视。供试品色谱中，在与对照药材色谱和对照品色谱相应的位置上，显相同颜色的荧光斑点。

【检查】**水分**　不得过 13.0%（《中国药典》2020 年版通则 0832 第二法）。

总灰分　不得过 6.0%（《中国药典》2020 年版通则 2302）。

【浸出物】照醇溶性浸出物测定法（《中国药典》2020 年版通则 2201）项下的热浸法测定，用乙醇作溶剂，不得少于 5.0%。

【性味与归经】辛、苦，寒。归肺、肝、胃、大肠经。

【功能与主治】清热解毒，散瘀止血，消积。用于感冒发热，咳嗽，咽喉疼痛，疟腮，黄疸，胃脘疼痛，泄泻痢疾，小儿疳积，吐血，崩漏，月经不调，疮疖肿痛，乳痈，外伤出血。

【用法与用量】10 ～ 30g。外用适量，捣敷或水煎熏洗。

【注意】孕妇慎用。

【贮藏】置干燥处。

【药材标准】《广西壮族自治区壮药质量标准（第二卷）》《广西壮族自治区瑶药材质量标准（第二卷）》。

蔓荆叶

Manjingye

VITICIS FOLIUM

【来源】本品为马鞭草科植物蔓荆 *Vitex trifolia* L. 的干燥叶。

【炮制】除去杂质及枝梗，干燥；或切碎，干燥。

【性状】本品常皱褶破碎。叶柄长 5 ～ 30mm。完整小叶片卵形、倒卵形或倒卵状长圆形，长 25 ～ 70mm，宽 10 ～ 20mm，先端钝或短尖，基部楔形至近圆形，全缘；表面灰绿色、褐色或黑褐色，无毛或被微柔毛；下表面密被灰白色茸毛，叶脉突起，侧脉约 8 对，羽状排列。小叶无柄或有时中间小叶基部下延成短柄。揉之有香气，味微苦。

【性味与归经】辛、微苦，凉。归脾、肝经。

【功能与主治】祛风散热，消肿止痛。用于跌打肿痛，痈疮肿毒，感冒发热，疟疾。

【用法与用量】3 ～ 9g。外用适量。

【贮藏】置阴凉干燥处。

【药材标准】《广西中药材标准（1990 年版）》《广西壮族自治区壮药质量标准（第三卷）》。

榕树叶（小叶榕）

Rongshuye（Xiaoyerong）

FICI MICROCARPAE FOLIUM

【来源】本品为桑科植物榕树 *Ficus microcarpa* Linn. f. 的干燥叶。

【炮制】除去杂质，净制，干燥。

【性状】本品呈不规则卷曲状，茶褐色或褐绿色。完整叶片展开后呈倒卵状长圆形，长4～9cm，宽2～4cm，顶端钝或短尖，基部稍狭，全缘。基出脉3条，主脉腹面微突，背面凸起；侧脉3～10对，沿边缘整齐网结。叶柄长4～15mm。质脆易碎。气微，味微苦、涩。

【鉴别】（1）本品粉末淡黄绿色至茶褐色。草酸钙簇晶及方晶散在，直径7～15μm。纤维散在或成束。分泌细胞含棕色物。表皮细胞表面观类多角形，垂周壁较平直；可见不定式气孔。有的表皮细胞含有较大的钟乳体。

（2）取本品粉末1g，加50%乙醇20ml，超声处理30分钟，过滤，滤液蒸干，残渣加水10ml使溶解，用等量的乙醚振摇提取2次，弃去乙醚液，再用等量的乙酸乙酯振摇提取3次，合并提取液，蒸干，残渣加甲醇2ml使溶解，作为供试品溶液。另取小叶榕对照药材1g，同法制成对照药材溶液。再取牡荆素对照品，加甲醇制成1ml含0.2mg的溶液，作为对照品溶液。照薄层色谱法（《中国药典》2020年版通则0502）试验，吸取上述三种溶液各2μl，分别点于同一聚酰胺薄膜上，以乙酸乙酯－乙醇－水－冰醋酸（24∶8∶8∶1）为展开剂，展开，取出，晾干，喷以1%三氯化铝乙醇溶液，挥干，置紫外光灯（365nm）下检视。供试品色谱中，在与对照药材色谱相应的位置上，显相同颜色的荧光主光斑点；在与对照品色谱相应的位置上，显相同颜色的荧光斑点。

【检查】水分　不得过15.0%（《中国药典》2020年版通则0832第二法）。

总灰分　不得过15.0%（《中国药典》2020年版通则2302）。

【浸出物】照醇溶性浸出物测定法（《中国药典》2020年版通则2201）项下的热浸法测定，用80%的乙醇作溶剂，不得少于4.0%。

【性味与归经】微苦、涩，微寒。归肝、肺、大肠经。

【功能与主治】清热祛湿，化痰止咳，活血散瘀，祛风止痒。用于感冒高热，湿热泻痢，痰多咳嗽，跌打瘀肿，湿疹，痔疮。

【用法与用量】9～15g。外用适量。

【贮藏】置干燥处。

【药材标准】《广西中药材标准（1990年版）》《广西壮族自治区壮药质量标准（第二卷）》。

酸藤子

Suantengzi

EMBELIAE LAETAE RADIX

【来源】本品为紫金牛科植物酸藤子 *Embelia laeta*（L.）Mez. 的干燥根。

【炮制】除去杂质，洗润，切片或切块，干燥。

【性状】本品呈圆形、类圆形或不规则形块片。表面棕褐色至红褐色，粗糙，具横裂纹及纵裂纹。质硬，切面皮部棕褐色，木部宽广，黄棕色，有明显的放射状纹理。气微，味酸。

【鉴别】（1）粉末为红棕色。棕色块呈方形、长方形或不规则形，直径为 9 ～ 95μm。草酸钙方晶较多，直径 12 ～ 55μm。石细胞成群或单个散在，类圆形或类方形，直径 16 ～ 85μm。纤维成束或单个散在，直径 10 ～ 34μm。具缘纹孔导管直径 25 ～ 110μm。

（2）取本品粉末 1g，加甲醇 20ml 和盐酸 0.25ml，加热回流 1 小时，滤过，滤液蒸干，残渣加甲醇 2ml 使溶解，作为供试品溶液。另取酸藤子对照药材 1g，同法制成对照药材溶液。照薄层色谱法（《中国药典》2020 年版通则 0502）试验，吸取上述两种溶液各 10μl，分别点于同一硅胶 G 薄层板上，以石油醚（30 ～ 60℃）– 乙酸乙酯 – 丙酮 – 冰醋酸（8：1：1.5：0.15）为展开剂，展开，取出，晾干，喷以香草醛硫酸试液，在 105℃下加热至斑点显色清晰。供试品色谱中，在与对照药材色谱相应的位置上，显相同颜色的斑点。

【检查】水分　不得过 14.0%（《中国药典》2020 年版通则 0832 第二法）。

总灰分　不得过 5.0%（《中国药典》2020 年版通则 2302）。

酸不溶性灰分　不得过 1.4%（《中国药典》2020 年版通则 2302）。

【浸出物】照醇溶性浸出物测定法（《中国药典》2020 年版通则 2201）项下的热浸法测定，用 70% 乙醇作溶剂，不得少于 11.0%。

【性味与归经】酸、涩，凉。归心、脾、肝经。

【功能与主治】清热解毒，散瘀止血。用于咽喉红肿，牙龈出血，出血症，痢疾，疮疖溃疡，皮肤瘙痒，痔疮肿痛，跌打损伤。

【用法与用量】9 ～ 15g。外用适量。

【贮藏】置干燥处。

【药材标准】《广西壮族自治区瑶药材质量标准（第一卷）》。

算盘子

Suanpanzi

GLOCHIDIONIS PUBERI HEBAR

【来源】本品为大戟科植物算盘子 *Glochidion puberum*（L.）Hutch. 的干燥全株。

【炮制】净制，切片或段，干燥。

【性状】本品呈不规则块片或段状。根表面浅灰色至棕褐色，栓皮易脱落，切面浅棕色或灰棕色。茎圆柱形，嫩枝表面暗棕色，密被微茸毛；老枝浅灰色或灰棕色，有纵皱纹，栓皮易脱落。质坚硬；切面黄白色。叶多卷曲，展平呈长圆形或长圆状披针形，全缘，叶背密被短茸毛。气微，味微苦涩。

【鉴别】（1）粉末黄褐色或灰绿色。非腺毛多细胞，直径 15 ～ 30μm。纤维成束或散在，壁厚，孔沟明显。导管多为具缘纹孔导管或螺纹导管。草酸钙簇晶和方晶存在薄壁细胞中或散在，直径 8 ～ 60μm。

（2）取本品粉末 0.5g，加乙醇 20ml，加热回流 30 分钟，滤过，滤液浓缩至约 1ml，作为供试品溶液。另取算盘子对照药材 0.5g，同法制成对照药材溶液。再取牡荆素对照品，加甲醇制成每 1ml 含 0.5mg 的溶液，作为对照品溶液。照薄层色谱法（《中国药典》2020 年版通则 0502）试验，吸取上述三种溶液各 2 ～ 5μl，分别点于同一硅胶 G 薄层板上，以乙酸乙酯－丁酮－甲醇－水（5∶5∶3∶1）为展开剂，展开，取出，晾干，喷以 2% 三氯化铝乙醇溶液，晾干，置紫外光灯（365nm）下检视。供试品色谱中，在与对照药材和对照品色谱相应的位置上，显相同颜色的荧光斑点。

【检查】水分　不得过 12.0%（《中国药典》2020 年版通则 0832 第二法）。

总灰分　不得过 7.0%（《中国药典》2020 年版通则 2302）。

酸不溶性灰分　不得过 1.0%（《中国药典》2020 年版通则 2302）。

【浸出物】照醇溶性浸出物测定法（《中国药典》2020 年版通则 2201）项下的热浸法测定，用乙醇作溶剂，不得少于 7.0%。

【性味与归经】微苦、涩，凉。归肺、肝、胃、大肠经。

【功能与主治】清热利湿，消肿解毒。用于痢疾，黄疸，疟疾，腹泻，感冒发热口渴，咽喉炎，淋巴结炎，白带，闭经，脱肛，大便下血，睾丸炎，瘰疬，跌打肿痛，蜈蚣咬伤，疮疖肿痛，外痔。

【用法与用量】9 ～ 15g。外用适量。

【贮藏】置通风干燥处。

【药材标准】《广西壮族自治区瑶药材质量标准（第一卷）》《广西壮族自治区壮药质量标准（第三卷）》。

漆大姑

Qidagu

GLOCHIDIONI ERIOCARPI HERBA

【来源】本品为大戟科植物毛果算盘子 *Glochidion eriocarpum* Champ. ex Benth. 的干燥地上部分。

【炮制】除去杂质，洗润，切片或切段，干燥。

【性状】本品呈斜切片状或段状。茎木质，圆柱形，直径 5～15mm，表面灰棕色，被淡黄色至锈色长柔毛，质坚，不易折断，断面纤维性，灰白色。叶皱缩，黄绿色，叶柄长 1～2mm；完整叶片展平后呈卵状披针形，长 3～8cm，宽 1.5～3cm，先端渐尖，基部钝或圆形，全缘，两面均被长柔毛。花 2～4 朵簇生或单生于叶腋。蒴果扁球形。气微，味微苦、涩。

【鉴别】（1）茎表皮表面观：茎表皮细胞类长方形，垂周壁平直，非腺毛由 2～16 个细胞构成，圆锥形，直立，弯曲或扭曲，长 140～1100μm，基部直径 20～40μm，壁厚 4～5μm，表面光滑。

叶表皮表面观：上表皮细胞垂周壁较平直，非腺毛较多，圆锥形，由 1～8 个细胞组成，个别由 14 个细胞组成，长 80～720μm，基部直径 18～30μm，壁厚 3～5μm，表面光滑，下表皮细胞垂周壁波状弯曲，气孔直轴式，直径 12～14μm，非腺毛形状和大小与上表皮相似。

（2）取本品粉末 0.5g，加乙醇 5ml，加热回流 10 分钟，滤过，取滤液 2ml，加 0.7ml 水置分液漏斗中，加等量的石油醚（60～90℃）振摇，分取乙醇液 1ml，加三氯化铁试液 1 滴，即显绿色。

【性味与归经】微苦、涩，平。归肺、心经。

【功能与主治】清热利湿，散瘀消肿，解毒止痒。用于生漆过敏，水田皮炎，皮肤瘙痒，荨麻疹，湿疹，剥脱性皮炎，跌打损伤。

【用法与用量】5～15g。外用适量，煎水洗或研末敷患处。

【贮藏】置通风干燥处。

【药材标准】《广西中药材标准（第二册）》《广西壮族自治区壮药质量标准（第一卷）》《广西壮族自治区瑶药材质量标准（第二卷）》。

翠云草

Cuiyuncao

SELAGINELLAE UNCINATAE HERBA

【来源】本品为卷柏科植物翠云草 *Selaginella uncinata*（Desv.）Spring 的干燥全草。

【炮制】除去杂质，净制，切段，干燥。

【性状】本品为长短不一的段，长 2～5cm。茎段纤细，直径约 1mm，有纵棱，淡黄色或黄绿色，节上有时具细长的不定根。小枝互生，其上再作羽状或叉状分枝。主茎上的叶最大，疏生，斜椭圆形，长 3～4mm，宽约 2mm，全缘；分枝上的叶密生，二形，展平可见背腹各 2 列，中叶（腹叶）小，长卵形，全缘，侧叶（背叶）作羽状排列，卵状椭圆形，全缘，黄绿色。有时可见孢子囊穗生于枝端，长约 1cm。质较柔软。气微，味淡。

【性味与归经】甘、淡，凉。归肝、肺经。

【功能与主治】清热利湿，解毒，消瘀，止血，止咳。用于黄疸，痢疾，水肿，风湿痹痛，咳嗽吐血，喉痛，痔漏，烫伤，外伤出血。

【用法与用量】15～30g。外用适量，煎水洗患处。

【贮藏】置干燥处。

【药材标准】《广西中药材标准（1990 年版）》《广西壮族自治区壮药质量标准（第一卷）》。

横经席

Hengjingxi

CALOPHYLLl HERBA

【来源】本品为藤黄科植物薄叶胡桐 *Calophyllum membranaceum* Gardn. et Champ. 的干燥全株。

【炮制】除去杂质，洗净，稍润，切段，干燥。

【性状】本品呈段状。根表面棕色至淡棕红色，有的可见细纵皱纹，栓皮脱落处呈棕红色。茎表面灰绿色至灰褐色，幼枝四棱形，有翅，黄绿色。叶完整者长圆形或披针形，长 6～12cm，宽 1.5～4cm，黄绿色至灰绿色，两面有光泽，无毛，顶端渐尖、急尖或尾状渐尖，基部楔形，边缘全缘，微反卷，中脉两面凸起，侧脉多而细密，排列整齐，与中脉近垂直。有时可见核果，长圆形，直径约 8mm。气微，味苦、涩。

【性味与归经】苦，平。归肝、肾经。

【功能与主治】祛风湿，壮筋骨，补肾强腰，活血止痛。用于风湿骨痛，跌打损伤，肾虚腰痛，月经不调，痛经，黄疸，胁痛。

【用法与用量】15～30g。外用适量。

【贮藏】置干燥处。

【药材标准】《广西中药材标准（1990年版）》《广西壮族自治区壮药质量标准（第一卷）》《广西壮族自治区瑶药材质量标准（第一卷）》。

醋吴茱萸

Cuwuzhuyu

EUODIAE FRUCTUS

【来源】本品为芸香科植物吴茱萸 *Euodia rutaecarpa*（Juss.）Benth.、石虎 *Euodia rutaecarpa*（Juss.）Benth. var. *officinalis*（Dode）Huang 或疏毛吴茱萸 *Euodia rutaecarpa*（Juss.）Benth. var. *bodinieri*（Dode）Huang 的干燥近成熟果实。

【炮制】取净吴茱萸，照醋炙法（《中国药典》2020年版通则0213），用文火炒干，取出，放凉。

每100kg吴茱萸，用醋20kg。

【性状】本品呈球形或略呈五角状扁球形，直径2～5mm。表面暗黄绿色至褐色，粗糙，有多数点状突起或凹下的油点。顶端有五角星状的裂隙，基部残留果梗。质硬而脆，横切面可见子房5室，每室有淡黄色种子1粒。气芳香浓郁，略有醋香气，味辛辣而苦。

【鉴别】（1）本品粉末褐色至深褐色。非腺毛2～6细胞，长140～350μm，壁疣明显，有的胞腔内含棕黄色至棕红色物。腺毛头部7～14细胞，椭圆形，常含黄棕色内含物；柄2～5细胞。草酸钙簇晶较多，直径10～25μm；偶有方晶。石细胞类圆形或长方形，直径35～70μm，胞腔大。油室碎片有时可见，淡黄色。

（2）取本品粉末0.4g，加乙醇10ml，静置30分钟，超声处理30分钟，滤过，取滤液作为供试品溶液。另取吴茱萸次碱对照品、吴茱萸碱对照品，分别加乙醇制成每1ml含0.2mg和1.5mg的溶液，作为对照品溶液。照薄层色谱法（《中国药典》2020年版通则0502）试验，吸取上述三种溶液各2μl，分别点于同一硅胶G薄层板上，以石油醚（60～90℃）-乙酸乙酯-三乙胺（7：3：0.1）为展开剂，展开，取出，晾干，置紫外光灯（365nm）下检视。供试品色谱中，在与对照品色谱相应的位置上，显相同颜色的荧光斑点。

【检查】水分　不得过13.0%（《中国药典》2020年版通则0832第二法）。

总灰分　不得过10.0%（《中国药典》2020年版通则2302）。

【浸出物】照醇溶性浸出物测定法（《中国药典》2020年版通则2201）项下的热浸法测定，用稀乙醇作溶剂，不得少于30.0%。

【含量测定】照高效液相色谱法（《中国药典》2020年版通则0512）测定。

色谱条件与系统适用性试验　以十八烷基硅烷键合硅胶为填充剂；以［乙腈-四氢呋喃（25：15）］-0.02%磷酸溶液（35：65）为流动相；检测波长为215nm。理论板数按柠檬苦素峰计算应不低于3000。

对照品溶液的制备　取吴茱萸碱对照品、吴茱萸次碱对照品、柠檬苦素对照品适量，精密称定，加甲醇制成每 1ml 含吴茱萸碱 80μg 和吴茱萸次碱 50μg、柠檬苦素 0.1mg 的混合溶液，即得。

供试品溶液的制备　取本品粉末（过三号筛）约 0.3g，精密称定，置具塞锥形瓶中，精密加入 70% 乙醇 25ml，称定重量，浸泡 1 小时，超声处理（功率 300W，频率 40kHz）40 分钟，放冷，再称定重量，用 70% 乙醇补足减失的重量，摇匀，滤过，取续滤液，即得。

测定法　分别精密吸取对照品溶液与供试品溶液各 10μl，注入液相色谱仪，测定，即得。

本品按干燥品计算，含吴茱萸碱（$C_{19}H_{17}N_3O$）和吴茱萸次碱（$C_{18}H_{13}N_3O$）的总量不得少于 0.15%，柠檬苦素（$C_{26}H_{30}O_8$）不得少于 0.20%。

【性味与归经】 辛、苦，热；有小毒。归肝、脾、胃、肾经。

【功能与主治】 散寒止痛，降逆止咳，助阳止泻。用于厥阴头痛，寒疝腹痛，寒湿脚气，经行腹痛，脘腹胀痛，呕吐吞酸，五更泄泻。

【用法与用量】 2 ～ 5g。外用适量。

【贮藏】 置阴凉干燥处。

【药材标准】《中国药典》2020 年版一部。

蝴蝶果

Hudieguo

ACERIS FABRIS FRUCTUS

【来源】本品为槭树科植物罗浮槭 *Acer fabri* Hance 的干燥成熟果实。

【炮制】除去杂质，净制，干燥。

【性状】本品为单粒种子的果实，果皮一端向外延伸成翅状，平展，类匙形，长 25 ～ 30mm，宽 6 ～ 10mm，黄褐色或淡棕色，偶见两个带翅果实并排于一纤细果柄上，张开成钝角，形似蝴蝶的翅膀。小坚果凸起，卵形，直径约 4mm。破碎后气微，味微苦涩。

【性味】苦、涩，凉。

【功能与主治】清热，利咽喉。用于咽喉肿痛，声音嘶哑，肺结核。

【用法与用量】15 ～ 25g。

【贮藏】置通风干燥处。

【药材标准】《广西中药材标准（1990 年版）》。

磨盘草

Mopancao

ABUTILI INDICI HERBA

【来源】本品为锦葵科植物磨盘草 *Abutilon indicum*（Linn.）Sweet 的干燥地上部分。

【炮制】除去杂质，净制，切段，干燥。

【性状】本品为浅棕色或浅灰绿色短段，茎、叶、果混合。茎呈圆柱形，有分枝，外表面有网状皱纹，淡棕色至浅灰褐色，被灰色柔毛。体轻，质韧，断面中央有髓。叶皱缩，多破碎，有长柄。叶片圆卵形，边缘具圆齿或锯齿，上表面浅灰绿色至浅黄棕色，下表面色稍浅，被灰色柔毛。果梗长，蒴果圆形，磨盘状，被柔毛。气微，味淡。

【鉴别】（1）本品茎横切面：表皮细胞 1 ～ 2 列，类圆形或椭圆形，排列紧密，外被星状毛及腺毛。皮层较窄，细胞类圆形或多角形，有的细胞内含草酸钙簇晶。韧皮部较窄，韧皮纤维与韧皮细胞相间排列，韧皮细胞内含草酸钙簇晶。形成层 3 ～ 5 列细胞。木质部宽，导管单个或 2 个相聚，木纤维与木薄壁细胞相间排列。髓部细胞含草酸钙簇晶。

（2）取本品粉末 2g，加甲醇 20ml，加热回流 10 分钟，滤过，滤液蒸干，残渣加甲醇 1ml 使溶解，作为供试品溶液。另取磨盘草对照药材 2g，同法制成对照药材溶液。照薄层色谱法（《中国药典》2020 年版通则 0502）试验，吸取上述两种溶液各 10μl，点于同一硅胶 G 薄层板上，以环己烷 – 乙酸乙酯（3：1）为展开剂，展开，取出，晾干，喷以 10% 硫酸乙醇溶液，在 105℃加热至斑点显色清晰，分别置日光和紫外光灯（365nm）下检视。供试品色谱中，在与对照药材色谱相应的位置上，显相同颜色的斑点或荧光斑点。

【检查】水分　不得过 13.0%（《中国药典》2020 年版通则 0832 第二法）。

【浸出物】照醇溶性浸出物测定法（《中国药典》2020 年版通则 2201）项下的热浸法测定，用 70% 乙醇作溶剂，不得少于 5.2%。

【性味与归经】甘、淡，平。归肺、肾经。

【功能与主治】疏风清热，益气通窍，祛痰利尿。用于风热感冒，久热不退，流行性腮腺炎，耳鸣，耳聋，肺结核，小便不利。

【用法与用量】15 ～ 30g。

【注意】孕妇慎用。

【贮藏】置干燥处。

【药材标准】《广西中药材标准（1990 年版）》《广西壮族自治区壮药质量标准（第二卷）》《广西壮族自治区瑶药材量标准（第二卷）》。

鹰不扑

Yingbupu

ARALIAE RADIX

【来源】本品为五加科植物虎刺楤木 *Aralia armata*（Wall.）Seem. 或黄毛楤木 *Aralia decaisneana* Hance 的干燥根。

【炮制】除去杂质，洗润，切片或切段，干燥。

【性状】本品呈不规则片状或段状。表面土黄色或灰黄色，栓皮易脱落，脱落处呈暗褐色或灰褐色，有的常皱缩显纵纹，具横向突起的皮孔和圆形突起的侧根痕。切面皮部暗灰色，木部灰黄色或灰白色，导管孔众多。气微，味微苦、辛。

【性味】苦，平。

【功能与主治】散瘀消肿，祛风利湿。用于跌打损伤，风湿痹痛，胃痛，腹泻，痢疾，白带，痈疽，疔肿，肝炎，肾炎，前列腺炎。

【用法与用量】9～15g。

【注意】孕妇慎服。

【贮藏】置通风干燥处，防蛀。

【药材标准】《广西中药材标准（1990年版）》。

蟾蜍皮

Chanchupi

BUFONIS CUTIS

【来源】本品为蟾蜍科动物黑眶蟾蜍 *Bufo melanostictus* Schneider 或中华大蟾蜍 *Bufo gargarizans* Cantor 的干燥皮。

【炮制】净选，干燥；或切丝，干燥。

【性状】本品应呈矩圆形扁平状或丝状。外表面粗糙，背部黑色、灰黑色或灰绿色，有大小不等的疣状突起，色较深；腹部黄白色，疣点较细小，有少许黑斑。内表面灰白色，与疣点相对应处有同样大小的黑色浅凹点。质韧，不易折断。气微腥，味咸、微麻舌。

【鉴别】（1）取本品粉末 2g，加乙醇 30ml，回流提取 1 小时，滤过，滤液蒸干，残渣加甲醇 1ml 使溶解，作为供试品溶液。另取蟾蜍皮对照药材 2g，同法制成对照药材溶液。再取华蟾酥毒基对照品、脂蟾毒配基对照品，加乙醇分别制成每 1ml 含 1mg 的溶液，作为对照品溶液。照薄层色谱法（《中国药典》2020 年版通则 0502）试验，吸取供试品溶液 2～3μl、对照药材溶液 2μl、对照品溶液 1μl，分别点于同一硅胶 G 薄层板上，以环己烷 – 三氯甲烷 – 丙酮（4∶3∶1.5）为展开剂，展开，取出，晾干，喷以 10% 硫酸乙醇溶液，在 105℃下加热 5 分钟，置紫外光灯（365nm）下检视。供试品色谱中，在与对照药材和对照品色谱相应的位置上，显相同颜色的荧光斑点。

（2）照薄层色谱法（《中国药典》2020 年版通则 0502）试验，吸取［鉴别］（1）项下供试品溶液 2～3μl、对照药材溶液 2μl，分别点于同一硅胶 G 薄层板上，以正丁醇 – 醋酸 – 水（4∶1∶5）上层溶液为展开剂，展开，取出，晾干，喷以 20% 对二甲氨基苯甲醛盐酸（2→3）溶液，在 105℃下加热至斑点显色清晰。供试品色谱中，在与对照药材色谱相应的位置上，显相同颜色的斑点。

【检查】水分　不得过 13.0%（《中国药典》2020 年版通则 0832 第二法）。

总灰分　不得过 18.0%（《中国药典》2020 年版通则 2302）。

【浸出物】照醇溶性浸出物测定法（《中国药典》2020 年版通则 2201）项下的热浸法测定，用乙醇作溶剂，不得少于 4.0%。

【含量测定】照高效液相色谱法（《中国药典》2020 年版通则 0512）测定。

色谱条件与系统适用性试验　以十八烷基硅烷键合硅胶为填充剂；以乙腈 –0.5% 磷酸二氢钾（40∶60）（用磷酸调节 pH 值至 3.2）为流动相；检测波长为 296nm；柱温 40℃。理论板数按华蟾酥毒基、脂蟾毒配基峰计算应分别不低于 5000。

对照品溶液的制备　取华蟾酥毒基对照品、脂蟾毒配基对照品适量，精密称定，加甲醇分别制成每 1ml 各含华蟾酥毒基、脂蟾毒配基 50μg 的溶液，即得。

供试品溶液的制备　取本品粉末（过三号筛）1.7g，精密称定，置具塞锥形瓶中，精密加入甲醇 25ml，密塞，称定重量，加热回流 1 小时，放冷，再称定重量，用甲醇补足减失的重量，摇匀，滤过，取续滤液，即得。

测定法　分别精密吸取对照品溶液与供试品溶液各 10μl，注入液相色谱仪，测定，即得。

本品按干燥品计算，含华蟾酥毒基（$C_{26}H_{34}O_6$）和脂蟾毒配基（$C_{24}H_{32}O_4$）的总量不得少于 0.040%。

【性味与归经】苦，凉；有毒。归心、肝、脾、肺经。

【功能与主治】清热解毒，利水消肿。用于痈疽，肿毒，瘰疬，湿疹，疳积腹胀，肺热咳嗽。

【用法与用量】3 ～ 6g，水煎服或研末服。外用适量，敷贴或研末调敷。

【注意】孕妇慎用。

【贮藏】置干燥处，防蛀。

【药材标准】《广西壮族自治区壮药质量标准（第二卷）》《广西壮族自治区瑶药材质量标准（第二卷）》。

附　录

附录 I　炮制通则

中药炮制是按照中医药理论，根据药材自身性质，以及调剂、制剂和临床应用的需要，所采取的一项独特的制药技术。

药材凡经净制、切制或炮炙等处理后，均称为"饮片"；药材必须净制后方可进行切制或炮炙等处理。

本规范规定的各饮片规格，系指临床配方使用的饮片规格。制剂中使用的饮片规格，应符合相应制剂品种实际工艺的要求。

炮制用水，应为饮用水。

除另有规定外，应符合下列有关要求。

一、净制

即净选加工。可根据具体情况，分别使用挑选、筛选、风选、水选、剪、切、刮、削、剔除、酶法、剥离、挤压、燀、刷、擦、火燎、烫、撞、碾串等方法，以达到净度要求。

二、切制

切制时，除鲜切、干切外，均须进行软化处理，其方法有：喷淋、抢水洗、浸泡、润、漂、蒸、煮等。亦可使用回转式减压浸润罐，气相置换式润药箱等软化设备。软化处理应按药材的大小、粗细、质地等分别处理。分别规定温度、水量、时间等条件，应少泡多润，防止有效成分流失。切后应及时干燥，以保证质量。

切制品有片、段、块、丝等。其规格厚度通常为：

片　极薄片 0.5mm 以下，薄片 1～2mm，厚片 2～4mm；

段　短段 5～10mm，长段 10～15mm；

块　8～12mm 的方块；

丝　细丝 2～3mm，宽丝 5～10mm。

其他不宜切制者，一般应捣碎或碾碎使用。

三、炮炙

除另有规定外，常用的炮炙方法和要求如下。

1. 炒

炒制分单炒（清炒）和加辅料炒。需炒制者应为干燥品，且大小分档；炒时火力应均匀，不断翻动。应掌握加热温度、炒制时间及程度要求。

单炒（清炒）　取待炮炙品，置炒制容器内，用文火加热至规定程度时，取出，放凉。需炒焦者，一般用中火炒至表面焦褐色，断面焦黄色为度，取出，放凉；炒焦时易燃者，可喷淋清水少许，再炒干。

麸炒　先将炒制容器加热，至撒入麸皮即刻烟起，随即投入待炮炙品，迅速翻动，炒至表面呈黄色或深黄色时，取出，筛去麸皮，放凉。

除另有规定外，每100kg待炮炙品，用麸皮10～15kg。

砂炒　取洁净河砂置炒制容器内，用武火加热至滑利状态时，投入待炮炙品，不断翻动，炒至表面鼓起、酥脆或至规定的程度时，取出，筛去河砂，放凉。

除另有规定外，河砂以掩埋待炮炙品为度。

如需醋淬时，筛去辅料后，趁热投入醋液中淬酥。

蛤粉炒　取碾细过筛后的净蛤粉，置锅内，用中火加热至翻动较滑利时，投入待炮炙品，翻炒至鼓起成珠、内部疏松、外表呈黄色时，迅速取出，筛去蛤粉，放凉。

除另外规定外，每100kg待炮炙品，用蛤粉30～50kg。

滑石粉炒　取滑石粉置炒制容器内，用中火加热至灵活状态时，投入待炮炙品，翻炒至鼓起、酥脆、表面黄色或至规定程度时，迅速取出，筛去滑石粉，放凉。

除另有规定外，每100kg待炮炙品，用滑石粉40～50kg。

2. 炙法

是待炮炙品与液体辅料共同拌润，并炒至一定程度的方法。

酒炙　取待炮炙品，加黄酒拌匀，闷透，置炒制容器内，用文火炒至规定的程度时，取出，放凉。

酒炙时，除另有规定外，一般用黄酒。除另有规定外，每100kg待炮炙品，用黄酒10～20kg。

醋炙　取待炮炙品，加醋拌匀，闷透，置炒制容器内，炒至规定的程度时，取出，放凉。

醋炙时，用米醋。除另有规定外，每100kg待炮炙品，用米醋20kg。

盐炙　取待炮炙品，加盐水拌匀，闷透，置炒制容器内，以文火加热，炒至规定的程度时，取出，放凉。

盐炙时，用食盐，应先加适量水溶解后，滤过，备用。除另有规定外，每100kg待炮炙品用食盐2kg。

姜炙　姜炙时，应先将生姜洗净，捣烂，加水适量，压榨取汁，姜渣再加水适量重复压榨一次，合并汁液，即为"姜汁"。姜汁与生姜的比例为1：1。

取待炮炙品，加姜汁拌匀，置锅内，用文火炒至姜汁被吸尽，或至规定的程度时，取出，晾干。

除另有规定外，每100kg待炮炙品用生姜10kg。

蜜炙　蜜炙时，应先将炼蜜加适量沸水稀释后，加入待炮炙品中拌匀，闷透，置炒制容器内，用文火炒至规定程度时，取出，放凉。

蜜炙时，用炼蜜。除另有规定外，每100kg待炮炙品用炼蜜25kg。

油炙　羊脂油炙时，先将羊脂油置锅内加热溶化后去渣，加入待炮炙品拌匀，用文火炒至油被吸尽，表面光亮时，摊开，放凉。

米泔水制　取待炮制品，放入米泔水中浸泡至无干心，置炒制容器内，炒至规定的程度时，取出，放凉。

米泔水为日常用的淘米水（100kg大米，用水淘得米泔水500kg），或大米粉：水（2：100）制成米泔水。

四制　取待炮制品，加食盐、醋、生姜（捣汁）、酒混合液拌匀，置蒸笼内蒸至上蒸气为度（或置锅内炒干），取出，晒干或低温干燥。

除另有规定外，每100kg待炮炙品用食盐1kg、醋10kg、生姜10kg、酒5kg。

3. 制炭

制炭时应"存性"，并防止灰化，更要避免复燃。

炒炭　取待炮炙品，置热锅内，用武火炒至表面焦黑色、内部焦褐色或至规定程度时，喷淋清水少许，熄灭火星，取出，晾干。

煅炭　取待炮炙品，置煅锅内，密封，加热至所需程度，放凉，取出。

4. 煅

煅制时应注意煅透，使酥脆易碎。

明煅　取待炮炙品，砸成小块，置适宜的容器内，煅至酥脆或红透时，取出，放凉，碾碎。

含有结晶水的盐类药材，不要求煅红，但需使结晶水蒸发至尽，或全部形成蜂窝状的块状固体。

煅淬　将待炮炙品煅至红透时，立即投入规定的液体辅料中，淬酥（若不酥，可反复煅淬至酥），取出，干燥，打碎或研粉。

5. 蒸

取待炮炙品，大小分档，按各品种炮制项下的规定，加清水或液体辅料拌匀、润透，置适宜的蒸制容器内，用蒸汽加热至规定程度，取出，稍晾，拌回蒸液，再晾至六成干，切片或段，干燥。

6. 煮

取待炮炙品，大小分档，按各品种炮制项下的规定，加清水或规定的辅料共煮透，至切开内无白心时，取出，晾至六成干，切片，干燥。

7. 炖

取待炮炙品，按各品种炮制项下的规定，加入液体辅料，置适宜的容器内，密闭，隔水或用蒸汽加热炖透，或炖至辅料完全被吸尽时，放凉，取出，晾至六成干，切片，干燥。

蒸、煮、炖时，除另有规定外，一般每100kg待炮炙品，用水或规定的辅料20～30kg。

8. 煨

取待炮炙品，用面皮或湿纸包裹，或用吸油纸均匀地隔层分放，进行加热处理；或将其与麸皮同置炒制容器内，用文火炒至规定程度，取出，放凉。

除另有规定外，每100kg待炮炙品用麸皮50kg。

四、其他

1. 燀

取待炮炙品投入沸水中，翻动片刻，捞出。有的种子类药材，燀至种皮由皱缩至舒展、易搓去时，捞出，放入冷水中，除去种皮，晒干。

2. 制霜

药材通过去油、凝结或其他加工方法制成松散粉末或析出结晶，称为制霜。

3. 水飞

取待炮炙品，置容器内，加适量水共研成糊状，再加水，搅拌，倾出混悬液。残渣再按上法反复操作数次，合并混悬液，静置，分取沉淀，干燥，研散。

4. 发芽

取待炮炙品，置容器内，加适量水浸泡后，取出，在适宜的湿度和温度下使其发芽至规定程度，晒干或低温干燥。注意避免带入油腻，以防烂芽。一般芽长不超过1cm。

5. 发酵

取待炮制品加规定的辅料拌匀后，制成一定形状，置适宜的湿度和温度下，使微生物生长至其中酶含量达到规定程度，晒干或低温干燥。注意发酵过程中，发现有黄曲霉菌，应禁用。

6. 制绒

将药物捣成绒状，以缓和药性或便于调剂和制剂。

附录Ⅱ　毒性中药管理品种

　　根据国务院 2007 年 7 月 12 日颁布的《医疗用毒性药品管理办法》，明确需纳入毒性中药管理的 28 个品种如下表：

砒石（红砒、白砒）	砒霜	水银	生马钱子	生川乌	生草乌
生白附子	生甘遂	生附子	生半夏	生南星	生巴豆
斑蝥	青娘虫	红娘虫	白降丹	生狼毒	生藤黄
生千金子	生天仙子	闹羊花	雪上一枝蒿	红升丹	蟾酥
洋金花	红粉	轻粉	雄黄		

附录Ⅲ　常用计量单位及换算

单位名称	符号	英文全称	换算关系	
毫克	mg	Milligramme	基本关系	1公斤=2市斤=1000克 1市斤=500克=500000毫克 1克=1000毫克=1000000微克
克	g	Gramme	旧市制与公制的关系	1市斤（旧）=16两=500克 1两=10钱=31.25克 1钱=10分=3.125=312.5毫克 1分=10厘=0.3125克=312.5毫克 1厘=10毫=0.03125克=31.25毫克 1毫=0.003125克=3.125毫克
千克	kg	Kilogram		
吨	t	Tonne		

旧市制"两""钱""分""厘""毫"与公制"克"的详细换算：

十六进制单位	公制（克）	十六进制单位	公制（克）
1毫	0.003125	4钱	12.5000
2毫	0.006250	5钱	15.6250
5毫	0.015625	6钱	18.7500
1厘	0.03125	7钱	21.8750
2厘	0.06250	8钱	25.0000
5厘	0.15625	9钱	28.1250
1分	0.3125	1两	31.2500
2分	0.6250	2两	62.5000
5分	1.5625	5两	156.2500
1钱	3.1250	1斤	500.000
2钱	6.2500	2斤	1000.000
3钱	9.3750		

附录Ⅳ　收载品种与药用部位统计

药用部位	收载品种名称	数量统计
根、根茎	土太片、小钻、川芎、广东土牛膝、飞龙掌血、五指毛桃、水田七、牛大力、牛尾菜、乌桕根、玉郎伞、甘草、古羊藤、白术、白背叶根、奶参、当归、血风藤、米泔制苍术、豆豉姜、茉莉根、枫荷桂、昆明山海棠、金不换、金线风、金樱根、钩藤根、香樟、秦艽、盐狗脊、酒玉竹、柴胡、党参、铁包金、排钱草、黄花倒水莲、黄芩、黄杜鹃根、黄根、蒸百部、酸藤子、鹰不扑	42
根和茎	入地金牛、九龙川、玉叶金花、羊开口、萝芙木、搜山虎	6
茎、木、藤	九龙藤、九层风、广山药片、六方藤、四方藤、买麻藤、红鱼眼、战骨、黑血藤、黑吹风	10
皮类	木棉皮、五味藤（根皮）、四方木皮、杜仲炭、刺五加皮、炒陈皮、炒桑白皮、鸭脚木皮、猪肚木皮	9
叶类	大叶桉叶、艾叶、功劳叶、石崖茶、白背叶、光石韦、肉桂叶、竹心、红天葵、岗松、罗汉茶、金花茶、柿叶、甜茶、假葡萄叶、番石榴叶、蔓荆叶、榕树叶（小叶榕）	18
花类	水翁花、玉米须、玫瑰茄、茉莉花、蒲黄	5
果实、种子	小茴香、五味子、竹叶花椒、杧果核、诃子、苦瓜干、炒补骨脂、南山楂、盐枸杞子、蒲葵子、醋吴茱萸、蝴蝶果、丁香茄子、炒沙苑子、炒柏子仁、望江南子	16
地上部分	三叶青藤、大风艾、大驳骨、仙人掌、半枫荷、地桃花、当归藤、羊耳菊、肾茶、炒荆芥、益母草、假蒟、蓝花柴胡、漆大姑、磨盘草、球兰	16
全草（全株）	土细辛、小槐花、山胡椒、五指柑、毛瑞香、百两金、红药、鬼画符、常春藤、碎骨木、路边青、算盘子、横经席、九层塔、三叶香茶菜、大金不换、大浮萍、小叶金花草、马蹄金、天胡荽、水河剑、牛白藤、六棱菊、石上柏、叶下珠、白花丹、白英、半边旗、地菍、过塘蛇、红云草、刺苋、岩黄连、狗仔花、星色草、香茅、鬼针草、独脚金、破天菜、铁线草、路边菊、翠云草	42
菌类	木耳、灵芝片、香菇、猴头菇	4
动物	灰鼠蛇、全蛤蚧、全蜈蚣、原蚕蛾、铅色水蛇、酒土鳖虫、海参、眼镜王蛇、眼镜蛇、章鱼、蛞蝓、黑蚂蚁、滑鼠蛇、蟾蜍皮	14
其他	西瓜霜、苦瓜霜	2

附录 V　收载品种与炮制加工方法统计

炮制方法	收载品种名称	数量统计
净制	丁香茄子、入地金牛、九龙川、九龙藤、九层风、九层塔、三叶青藤、三叶香茶菜、土太片、土细辛、大风艾、大叶桉叶、大驳骨、大金不换、大浮萍、小叶金花草、小钻、小槐花、山胡椒、广山药片、广东土牛膝、飞龙掌血、马蹄金、天胡荽、木耳、木棉皮、五味藤（根皮）、五指毛桃、五指柑、水田七、水河剑、水翁花、牛大力、牛白藤、牛尾菜、毛瑞香、乌桕根、六方藤、六棱菊、玉叶金花、玉米须、玉郎伞、功劳叶、古羊藤、石上柏、石崖茶、叶下珠、四方木皮、四方藤、仙人掌、白花丹、白英、白背叶、白背叶根、半边旗、半枫荷、奶参、地桃花、地菍、过塘蛇、百两金、灰鼠蛇、光石韦、当归身、当归尾、当归藤、肉桂叶、竹心、竹叶花椒、血风藤、全蛤蚧、全蜈蚣、羊开口、羊耳菊、买麻藤、红天葵、红云草、红鱼眼、红药、杧果核、豆豉姜、岗松、灵芝片、玫瑰茄、茉莉花、茉莉根、苦瓜干、枫荷桂、刺五加皮、刺苋、肾茶、昆明山海棠、岩黄连、罗汉茶、金不换、金花茶、金线风、金樱根、狗仔花、南山楂、柿叶、战骨、星色草、钩藤根、香茅、香菇、香樟、鬼针草、鬼画符、独脚金、秦艽、破天菜、原蚕蛾、柴胡、党参段、鸭脚木皮、铁包金、铁线草、铅色水蛇、海参、球兰、排钱草、黄花倒水莲、黄杜鹃根、黄根、萝芙木、常春藤、眼镜王蛇、眼镜蛇、鲜眼镜蛇、甜茶、假葡萄叶、假蒟、猪肚木皮、章鱼、望江南子、搜山虎、蛞蝓、黑血藤、黑吹风、黑蚂蚁、番石榴叶、猴头菇、滑鼠蛇、蓝花柴胡、蒲葵子、碎骨木、路边青、路边菊、蔓荆叶、榕树叶（小叶榕）、酸藤子、算盘子、漆大姑、翠云草、横经席、蝴蝶果、磨盘草、鹰不扑、蟾蜍皮	160
炒	炒小茴香、炒艾叶、炒甘草、土炒白术、焦白术、炒当归、炒陈皮、炒沙苑子、炒补骨脂、炒荆芥、炒柏子仁、炒桑白皮、炒黄芩、炒蒲黄、焦蒲黄	15
醋炙	醋艾叶、醋北柴胡、醋南柴胡、醋吴茱萸	4
酒炙（酒制）	酒小茴香、酒川芎、制川芎、酒艾叶、酒益母草、酒土鳖虫	6
蜜炙	蜜五味子、制（炙）党参	2
盐炙	盐诃子、盐狗脊、盐枸杞子	3
米泔水制	米泔制苍术	1
四制	四制益母草	1
煨	煨诃子	1
蒸	蒸五味子、蒸白术、蒸党参、酒玉竹、蒸百部	5
制炭	艾叶炭、甘草炭、当归炭、杜仲炭、黄芩炭	5
制霜	西瓜霜、苦瓜霜	2
制绒	艾绒	1

索引

中文索引（按拼音顺序排列）

拉丁学名索引

A

B